Bloom · Ireland
Farbatlas Diabetes

Arnold Bloom · John Ireland

Farbatlas Diabetes

Walter de Gruyter
Berlin · New York 1984

Titel der Originalausgabe:
A. Bloom, J. Ireland: A Colour Atlas of Diabetes. Wolfe Medical Publications Ltd., London, 1980.

Deutsche Übersetzung: Bettina Häring.

Wissenschaftliche Beratung: Dr. med. Elke Austenat.

Autoren:
Arnold Bloom, MD FRCP, Consultant Physician, Whittington Hospital, London
John Ireland, MD FRCP (Ed), Consultant Physician, Southern General Hospital, Glasgow.

Das Buch enthält 4 Tabellen und 298 Abbildungen.

CIP-Kurztitelaufnahme der Deutschen Bibliothek

Bloom, Arnold:
Farbatlas Diabetes / Arnold Bloom ; John Ireland
[Dt. Übers.: Bettina Häring].
– Berlin ; New York : de Gruyter, 1984.
Einheitssacht.: A colour atlas of diabetes <dt.>
ISBN 3-11-010046-0
NE: Ireland, John:

Einbandgestaltung: R. Hübler, Berlin.
Satz: Druckerei Georg Wagner, Nördlingen
Druck: Smeets-Weert, Niederlande
Bindung: Lüderitz & Bauer GmbH, Berlin

Inhalt

Danksagungen

Wir stehen in der Schuld vieler Freunde und Kollegen, die Bildmaterial für diesen Band zur Verfügung gestellt haben. Insbesondere möchten wir uns für die Hilfe von Dr. A. Dick, Dr. G. H. Roberts und Herrn G. F. Headden beim Herstellen, Färben und Photographieren der meisten histologischen Präparate erkenntlich zeigen. Dr. Georgina McCreath steuerte viele radiologische Bilder bei und Dr. J. Williamson umfassendes ophthalmologisches Material. Weiterhin danken wir für uns freundlicherweise überlassene Materialien Dr. A. D. Beattie (**4.9, 4.10**), Dr. D. Doyle (**8.31, 8.32**), Dr. A. A. M. Gibson (**5.8**), Dr. K. W. Grossart (**2.26–2.28**), Dr. A. C. MacCuish (**2.35, 2.36**) und Dr. N. W. Morley (**7.45–7.47, 7.52, 7.55–7.57**) aus Glasgow. Dr. A. G. Cudworth und seine Kollegen Dr. A. Gorsuch, Dr. D. Hodge und Dr. Eva Wolf vom St. Bartholomew's Hospital überließen uns die HLA-Illustrationen (**2.7–2.9**); Dr. S. Bloom und Dr. Julia Polak vom Hammersmith Hospital stellten die elektronenmikroskopischen Aufnahmen des Pankreas und die mit Immun-Peroxidase behandelten Präparate des Inselzellgewebes zur Verfügung (**3.4–3.9**) und Dr. C. Mallinson die Glukagonomabbildungen (**2.29–2.30**). Professor P. K. Thomas, Dr. R. H. M. King (**8.23–8.25**) und Dr. P. J. Watkins (**8.40**) aus London, Dr. J. D. Ward und Dr. W. R. Timperley (**8.5–8.7, 8.26–8.30**) aus Sheffield sowie Dr. J. Ewing, Dr. I. W. Campbell und Dr. B. F. Clarke (**8.33–8.39**) aus Edinburgh bereicherten hauptsächlich den neurologischen Teil mit Abbildungen. Herr R. G. Law (**5.5, 5.6**) vom Whittington Hospital steuerte die fetalen Ultrasonogramme bei, Dr. J. Terpstra und Dr. J. Ruys (**5.9–5.11**) aus Leiden die Röntgenbilder fetaler Mißbildungen. Die rasterelektronenmikroskopischen Aufnahmen des Glomerulus (**10.3, 10.4, 10.7, 10.8**) wurden von P. M. Rowles und Dr. Patricia McLean vom Bland-Sutton-Institut und vom Courtauld-Institut, London hergestellt, die transmissionselektronenmikroskopischen Aufnahmen wurden von Fräulein Sharida Abrahams aus Glasgow erstellt. Die Röntgenbilder der renalen Papillarnekrose (**10.29, 10.31**) verdanken wir der Freundlichkeit von Dr. F. G. Adams aus Glasgow, dem Herausgeber der Zeitschrift »Clinical Radiology«.

Vorwort

Diabetes ist eine häufige, weltweit verbreitete Gesundheitsstörung. Die Einführung der Insulintherapie vor über fünfzig Jahren hat es für Diabetiker ermöglicht, ein bedingt normales Leben zu führen. Nach längerem Verlauf können sich allerdings Spätkomplikationen einstellen, insbesondere Gefäßerkrankungen, Nierenleiden, Neuropathien und Sehstörungen. Tatsächlich bleibt kein einziges Organsystem vom Diabetes verschont. Die Erforschung dieser Krankheit muß daher fast alle Aspekte der Medizin und Pathologie einbeziehen.

Dieses Buch soll kein Lehrbuch der Diabetes-Therapie sein, obwohl es viele Folgen unzureichender Behandlung illustriert. Es soll in visueller Form klinische und histologische Manifestationen des Diabetes darstellen und wird hoffentlich auf diese Weise für den Medizinstudenten, den Hausarzt und alle, die bessere Kenntnisse über diese häufige Krankheit erwerben möchten, von praktischem Nutzen sein.

1. Geschichtliches

Diabetes mellitus ist der Menschheit schon seit der Antike bekannt. Ein Leiden mit ,,honigsüßem Urin" erscheint bereits in der Sanskritliteratur, während das ägyptische Papyros Ebers, etwa um 1550 vor Christus, diätetische Heilmittel gegen übermäßigen Harnfluß enthält. Die erste klinische Beschreibung eines Diabetes findet sich in den Schriften des Aretaios von Kappadozien (170 vor Christus), der ausführt: ,,Dieses mysteriöse Leiden ist ein Zusammenschmelzen von Fleisch und Gliedern zu Urin, das Leben ist kurz, widerlich und schmerzhaft, der Durst unlöschbar und der Tod unausweichlich." Bis heute hat seine Bemerkung, daß der Diabetes eine mysteriöse Krankheit sei, nichts von ihrer Berechtigung eingebüßt.

Thomas Cawley war der erste, der eine Beteiligung des Pankreas an diesem Leiden vermutete. Im *London Medical Journal* von 1788 beschreibt er einen Fall von Diabetes, der bei der Autopsie einen erheblichen Schaden am Pankreas aufwies und Cawley zu der Annahme führte, daß eine Pankreaserkrankung Ursache des Diabetes sei. Die Bedeutung des Pankreas wurde 1889 von Oscar Minkowski bewiesen, der zusammen mit von Mering beschrieb, wie eine Pankreatektomie bei einem Versuchshund eine übermäßige Harnausscheidung zur Folge hatte und der ausgeschiedene Urin Fliegen anlockte. Intuitiv untersuchte er den Harn auf seinen Zuckergehalt und stellte hohe Konzentrationen fest.

Zwanzig Jahre vorher verfaßte Paul Langerhans noch als Medizinstudent eine Abhandlung über die Bauchspeicheldrüse und gab die erste Beschreibung der Inselzellen, die heute seinen Namen tragen. Wenngleich Langerhans die Bedeutung der Pankreasinseln für den Diabetes entging, vermutete Gustave Laguesse (1893), daß sie ein endokrines Sekret produzieren. Nach der Entwicklung der Hormontheorie durch Ernest Starling (1904) bemühten sich Forscher in Deutschland, Rumänien und in anderen Ländern, Insulin aus dem Pankreas zu extrahieren. Als erstem gelang dies im Sommer 1921 dem kanadischen Chirurgen Frederick Banting in Zusammenarbeit mit dem Medizinstudenten Charles Best. Sie konnten zeigen, daß ihr Pankreasextrakt bei Hunden, bei denen durch eine Pankreatektomie ein Diabetes induziert worden war, den Blutzuckerspiegel senkte.

Die Entdeckung des Insulins, einer der größten Triumphe der Medizin des zwanzigsten Jahrhunderts, führte rasch zur Entwicklung eines lebensrettenden Heilmittels. Dank der Arbeit von James Collip und der pharmazeutischen Industrie war Insulin bereits zwei Jahre nach der Entdeckung von Banting und Best in der ganzen Welt erhältlich.

Obgleich für den Diabetiker ein neues Zeitalter angebrochen war, blieben noch zahlreiche Probleme zu lösen.

Paul Kimmelstiel, ein hervorragender deutscher Pathologe, bemerkte bei Autopsien von Diabetikern eigentümliche knötchenartige Veränderungen an den Glomeruli. Andere Pathologen reagierten zunächst skeptisch, als seine Beobachtungen mit Hilfe von Clifford Wilson 1936 veröffentlicht wurden. Innerhalb weniger Jahre wurden jedoch weitere häufige Veränderungen der Nierengefäße bei Diabetikern beobachtet. Auch auf die diabetische Retinopathie wurde man aufmerksam (Ballantyne und Loewenstein, 1944), und 1954 formulierte Knud Lundbaek die Hypothese einer speziellen, generalisierten Mikroangiopathie bei Diabetikern. Es wurde offenbar, daß der Preis für ein Überleben mit Insulin vom Diabetiker mit einer verkürzten Lebenserwartung und mit Beeinträchtigungen durch degenerative Gefäßveränderungen bezahlt werden mußte. Obwohl außer Frage stand, daß es sich bei Insulin um ein sicheres und natürliches Hormon handelte, führten durch die ständigen Injektionen verursachte Komplikationen und das stetige Risiko einer Hypoglykämie dazu, ein orales Ersatzmedikament zu suchen. Seit Ende des 19. Jahrhunderts war die schwache blutzuckersenkende Wirkung von Salizylaten bekannt. Aber erst die hypoglykämisierenden Nebenwirkungen von Sulfonamiden, die von Marcel Jambon 1940 während einer Typhusepidemie in Südwestfrankreich beobachtet wurden, führten zu der Entwicklung von blutzuckersenkenden Sulfonylharnstoffen. Auguste Loubatière untersuchte diese Nebenwirkung und konnte ihre Abhängigkeit von einer intakten Bauchspeicheldrüse zeigen. Daraufhin begann die Suche nach dem Sulfonylharnstoff, der die Beta-Zellen ohne ernste Nebenwirkungen optimal stimulierte. Franke und Fuchs in Deutschland (1954) konnten als erste ein sicheres und wirksames orales Antidiabetikum herstellen. Seitdem wurde vieles verbessert, so daß heute ein breites Angebot derartiger Medikamente zur Verfügung steht. Für viele Diabetiker – insbesondere für ältere Menschen –, die sonst auf Insulininjektionen angewiesen wären, haben sich diese Medikamente als segensreich erwiesen.

Obwohl die therapeutischen Fortschritte mit Insulin und oralen Antidiabetika die Kontrolle der diabetischen Symptome ermöglicht haben, können sie die schweren Gefäßveränderungen und andere Komplikationen nicht verhindern. Daher müssen die Ursachen des Diabetes und seiner Komplikationen weiter erforscht werden. Dabei konzentriert sich die Forschung auf die Funktion des Insulins. Die Aminosäurensequenz des Insulins kennen wir seit den Arbeiten von Frederick Sanger, Cambridge (1958). In neuerer Zeit konnte Dorothy Hodgkin mittels der Röntgenkristallographie die dreidimensionale Struktur erhellen. Beiden Forschern, wie auch dem Entdecker des Insulins, wurde für ihre Arbeiten der Nobelpreis verliehen. Mit der Entwicklung des Radioimmunassay durch Berson und Jalow konnte der größte Fortschritt im Verständnis der Blutspiegel von Insulin und anderen Hormonen erzielt werden. Den ersten Schritt zur Bestimmung der Insulinsynthese im Pankreas setzte Donald Steiner im Jahre 1967 mit der Entdeckung des Proinsulins und seiner C-Peptidkette. Inzwischen hat man eine Vielzahl von Hormonen des Pankreas, des Darms und anderer Organe identifiziert, die die Wirkung des Insulins entweder unterstützen oder hemmen.

Viele Probleme sind noch zu lösen. Heute ermöglicht die Insulintherapie einem an Diabetes erkrankten Kind ein bedingt normales, glückliches Leben. Seine Lebenserwartung ist jedoch verringert, und die späteren Lebensjahre können von Gesundheitsstörungen und Blindheit überschattet sein. Um Ursachen und eventuelle Präventionsmöglichkeiten dieser späten Veränderungen zu erkennen, bedarf es noch weiterer Forschungsanstrengungen. Ideal wäre die Früherkennung der diabetischen Prädisposition, um vorbeugende Maßnahmen gegen die Manifestation zu ermöglichen.

1.1

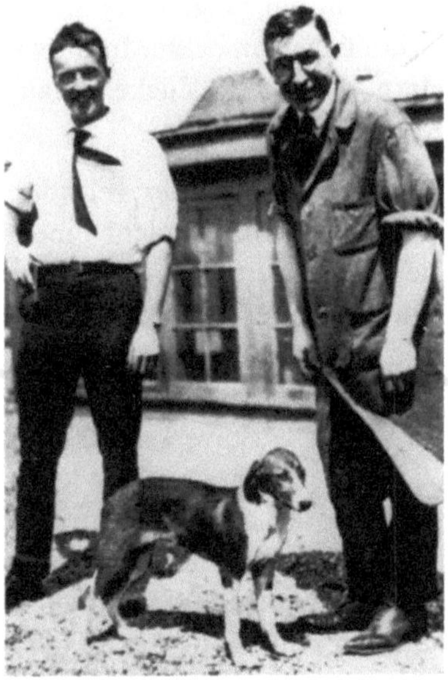

1.1 Banting und Best mit dem ersten Hund, der Insulininjektionen erhielt.

2. Ätiologie

Der Diabetes mellitus kann als eine chronische Störung definiert werden, die durch einen erhöhten Blutglukosespiegel charakterisiert ist. Da der Blutglukosespiegel durch viele Faktoren beeinflußt wird, kann der Diabetes Folge ganz unterschiedlicher Ursachen sein, z. B. erblicher, umweltbedingter und auch hormonaler. Der Diabetes ist genauso wenig eine isolierte Erkrankung wie etwa die Anämie. Vorbedingung einer sinnvollen Therapie ist deshalb eine bessere Kenntnis der Ätiologie.

Aus klinischer Sicht ist die Ätiologie der häufigsten Formen des Diabetes unbekannt, und man bezeichnet sie als primären Diabetes. Sie gliedern sich in verschiedene Typen: Typ I, der juvenile Diabetes; Typ II, der Erwachsenendiabetes; daneben die wesentlich selteneren Formen, die gewöhnlich mit anderen Erbleiden einhergehen. Die Ursachen einiger Formen des Diabetes sind bekannt und man bezeichnet sie daher als sekundären Diabetes. Hierzu zählt der Diabetes, dem eine Zerstörung der Bauchspeicheldrüse durch Medikamente, Erkrankungen oder chirurgische Eingriffe zugrunde liegt, und der Diabetes, der durch eine Störung des hormonalen Gleichgewichts verursacht ist.

Primärer Diabetes

Juveniler Diabetes (Typ I)

Dieser Diabetestyp tritt meist bei Kindern oder Jugendlichen auf, aber auch in jeder anderen Altersgruppe, oft sogar in hohem Alter. Typisch ist das rasche Auftreten der Symptome, insbesondere Durst, Polyurie und Abgeschlagenheit. Gewöhnlich ist ein beträchtlicher Gewichtsverlust zu verzeichnen, und die meisten Diabetiker dieses Typs sind bei der Diagnose untergewichtig. Nur gelegentlich kommt der juvenile Diabetes auch bei Übergewichtigen vor. Als weitere häufige Symptome sind Sehstörungen, Parästhesien, Muskelkrämpfe, Pruritus vulvae, Balanitis und eine erhöhte Infektionsanfälligkeit zu nennen. Im Urin finden sich Glukose und signifikant hohe Mengen von Azeton, während die Blutuntersuchung Hinweise auf eine Dehydration (erhöhte Harnstoff- und Hämatokritwerte), eine Tendenz zur Ketoazidose und einen Blutzuckerspiegel über 12mmol/l (216mg/100dl) ergibt. Die Messung des Plasmainsulins zeigt niedrige Werte und geringe oder keine Veränderungen bei oraler oder intravenöser Glukosegabe. Im wesentlichen leiden Typ-I-Diabeti-

Tabelle 1: Primärer Diabetes: unbekannte Ätiologie

(i) Typ I: Juveniler Diabetes

(ii) Typ II: Erwachsenen-Diabetes

(iii) Diabetes in Verbindung mit anderen genetischen Störungen

Tabelle 2: Sekundärer Diabetes: bekannte Ätiologie

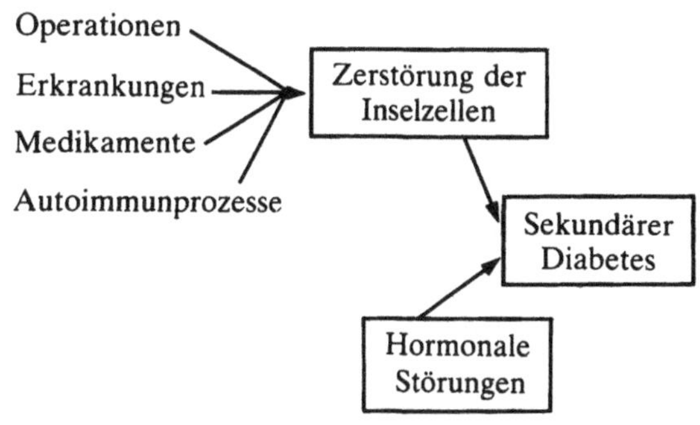

ker also unter einem Insulinmangel, und die meisten metabolischen Störungen gehen auf diesen Mangel zurück, er muß jedoch nicht der einzige Defekt sein. Auch ein Überschuß an Glukagon und pankreatischen Polypeptiden kann nachgewiesen werden. Dies könnte ein zusätzlicher Faktor in der Pathogenese dieses Diabetestyps sein, auf den noch näher eingegangen wird.

Juvenile Diabetiker brauchen Insulin, sonst verschlimmern sich die Symptome und führen schließlich zum tödlichen Koma. Man spricht daher auch von einer Insulinpflichtigkeit dieser Patienten.

Erblichkeit

Ungefähr 10% der Kinder, die an Diabetes erkranken, haben ein mit dem gleichen Leiden belastetes Geschwister oder Elternteil, wohingegen nur 1% der nicht-diabetischen Kinder einen diabetischen Verwandten haben. Zwei Schlußfolgerungen ergeben sich daraus. Erstens ist bei der Erkrankung an Diabetes zweifellos eine erbliche Komponente beteiligt; zweitens kann der erbliche Faktor nicht der einzige und wahrscheinlich auch nicht der wichtigste sein, da 90% der an Diabetes erkrankten Kinder keinen Verwandten ersten Grades mit Diabetes haben. Bisherige Befunde lassen es als unwahrscheinlich erscheinen, daß die erbliche Prädisposition für den Diabetes auf ein einzelnes rezessives Gen zurückzuführen ist, sondern legen eher nahe, daß unterschiedliche Kombinationen von Allelen dafür verantwortlich sind.

Histokompatibilitätsantigene

Die Untersuchung von genetisch determinierten Antigenen, sogenannten Human Leucocyte Antigens (HLA), die sich auf der Oberfläche von Leukozyten befinden, hat einen Zusammenhang zwischen diesen Antigenen und verschiedenen Krankheitsstadien gezeigt. Insbesondere das Vorkommen von HLA B8, B18, BW15, DW3, DW4, DRW3 und DRW4 ist bei Diabetikern des juvenilen Typs signifikant höher als bei Nichtdiabetikern. Diese Befunde deuten daraufhin, daß zwischen einem bestimmten Genotyp und dem Diabetes ein Zusammenhang besteht. Natürlich besagt dies nicht, daß alle juvenilen Diabetiker diesen bestimmten Haplotyp aufweisen müssen, sondern eher, daß Individuen mit dieser besonderen genetischen Disposition mit größerer Wahrscheinlichkeit an Diabetes erkranken.

Immunologische Faktoren

Antikörper gegen Inselzellen konnten bei frisch diagnostizierten juvenilen Diabetikern nachgewiesen werden. Im Gegensatz zu Antikörpern, wie sie bei primären Störungen des Immunsystems gebildet werden, sind diese Antikörper nicht persistent, sondern verschwinden nach und nach. Man kann daher annehmen, daß solche Antikörper vorübergehend als Teil einer Antigen-Antikörper-Reaktion bei einer aktiven Zerstörung der Inselzellen zu Krankheitsbeginn freigesetzt werden.

Umweltbedingte Faktoren

Es häufen sich Befunde, die auf eine Virusinfektion als wahrscheinlichsten auslösenden Faktor für Diabetes hindeuten. Kinder erkranken wesentlich seltener im Sommer als in den Wintermonaten, wenn Virusinfektionen epidemisch auftreten. Nach einer Mumpserkrankung ist Diabetes häufig, und besonders anfällig sind Babys von Müttern, die während der Schwangerschaft an Röteln erkrankt waren. Kinder mit Diabetes besitzen mehr Antikörper gegen Virusinfektionen als nicht-diabetische. In postmortal entnommenen Gewebsproben von Kindern, die kurz nach dem Auftreten einer Diabeteserkrankung verstorben waren, fanden sich Inselzellen mit Lymphozyten- und Plasmazellinfiltraten, was sehr für eine Virusinfektion spricht. Experimentell mit bestimmten Viren infizierte Tiere erkrankten an Diabetes. Alle diese Befunde untermauern die Virushypothese, aber ein definitiver Beweis steht noch aus. Sollte eine Virusinfektion verantwortlich sein, kommen zwei Möglichkeiten in Frage. Erstens könnte die Infektion unspezifisch sein und der Diabetes Folge eines kumulativen Effekts mehrerer unterschiedlicher Virusinfektionen der Inselzellen; zweitens aber könnte die Schädigung durch ein spezifisches Virus verursacht werden, das bisher noch nicht identifiziert werden konnte, wie dies auch bei Hepatitis lange der Fall war.

Die Erklärung der Ätiologie des juvenilen Diabetes muß alle hier diskutierten Faktoren einschließen. Die überzeugendste Hypothese ist die, daß die Vererbung bestimmter Haplotypen die Inselzellen für Virusinfektionen besonders anfällig macht. Die Inseln reagieren auf die Virus-Antigene mit der Produktion von Antikörpern. Eine folgende Zerstörung der Zellen führt schließlich zum Diabetes. – Es bleiben also noch viele Probleme zu lösen.

Erwachsenen-Diabetes (Typ II)

Er ist ohne Zweifel der am weitesten verbreitete Typ der diabetischen Stoffwechselstörung und tritt gehäuft im mittleren Lebensalter auf, wird aber auch bei alten Menschen und gelegentlich bei jungen Erwachsenen beobachtet (MODY: **m**aturity **o**nset **d**iabetes of **y**oung people). Oft wird die Diagnose bei Routineuntersuchungen des Urins gestellt, und Symptome werden erst auf gezieltes Befragen angegeben. Durst, Polyurie und Gewichtsabnahme können vorhanden sein, sind aber selten stark ausgeprägt. Bei Frauen ist das Hauptsymptom häufig ein Pruritus vulvae. Die Diagnose kann durch einen erhöhten Blutglukosespiegel gesichert werden oder bei verbleibenden Zweifeln durch einen Glukose-Toleranztest. Der Urin enthält Glukose aber kein Azeton. Untersuchungen des Plasmainsulins ergeben einen positiven Nachweis bei abnorm niedrigen Spiegeln.

Erblichkeit

Im Gegensatz zum Diabetes Typ I findet sich keine Häufung bestimmter HLA Haplotypen. Obwohl es außer Zweifel steht, daß der Erwachsenen-Diabetes familiär gehäuft auftritt, erschweren es zwei Faktoren, die Art des Erbgangs zu bestimmen. Erstens ist die Diagnose oft unspezifisch und beruht auf dem Glukose-Toleranztest. Die Glukosetoleranz verschlechtert sich aber mit dem Alter, so daß die Trennlinie zwischen normalen und abnormen Werten schwer zu ziehen ist. Zweitens manifestiert sich dieser Diabetestyp oft erst in höherem Lebensalter, und es gibt keine sichere Methode, die Prädisposition für Diabetes zu bestimmen.

Bisweilen tritt der Diabetes Typ II bei Kindern oder Jugendlichen auf, und hier könnte der Erbgang dominant sein. Bei eineiigen Zwillingen findet sich der Erwachsenen-Diabetes immer konkordant (beide Zwillinge haben Diabetes). Dies wiederum spricht für eine genetische Veranlagung.

Adipositas

Die Art des genetischen Defekts konnte noch nicht geklärt werden. Neuere Befunde sprechen jedoch dafür, daß die Inselzellen nicht in ausreichendem Maße auf den Stimulus des erhöhten Blutglukosespiegels reagieren, vielleicht aufgrund einer Verringerung der Anzahl von Rezeptoren auf der Oberfläche der Inselzellen. Bei zum Erwachsenen-Diabetes prädisponierten Menschen ist der häufigste auslösende Faktor die Adipositas. Überernährung, insbesondere durch kohlenhydratreiche Nahrung, führt zu einem gesteigerten Bedarf an Insulin. Die Adipositas verursacht gleichzeitig in den peripheren Geweben eine Resistenz gegen die Wirkung des Insulins. Es ist erwiesen, daß Fettleibigkeit bei Diabetikern des Typs II häufiger als bei Kontrollpersonen vorhanden ist. In Diabetikerfamilien manifestiert sich die Störung häufig bei den übergewichtigen Mitgliedern.

Angesichts dieser Befunde erscheint die Behandlung des Erwachsenen-Diabetes ganz offensichtlich. Das Gewicht muß reduziert werden, vorzugsweise durch eine strenge Einschränkung der Kohlenhydrataufnahme. Dies führt zu einer erhöhten Sensibilität gegenüber dem zirkulierenden Plasmainsulin und bei der Mehrzahl der Patienten zu einer Normalisierung des Blutglukosespiegels. In einigen Fällen bleibt der Blutglukosespiegel trotz Diät erhöht. Dann können orale blutzuckersenkende Medikamente verabreicht werden. Die Sulfonylharnstoffe bewirken unter anderem eine vermehrte Insulinausschüttung durch die Beta-Zellen.

Wenn auch deutliche ätiologische, pathogenetische und klinische Unterschiede zwischen dem juvenilen und dem Erwachsenen-Diabetes bestehen, gibt es doch gewisse Ähnlichkeiten. Beide Typen können in derselben Familie auftreten, allerdings wohl kaum häufiger als die Zufallswahrscheinlichkeit erwarten ließe. Mit Sicherheit können beide Typen die gleichen Spätfolgen an Gefäßen, Nerven, Nieren und Augen hervorrufen.

Dies deutet darauf hin, daß die sekundären Veränderungen eher durch die Hyperglykämie als durch einen ererbten ätiologischen Faktor bedingt sind. Obwohl der Diabetiker des Erwachsenentyps in den Anfangsstadien der Erkrankung noch über eine nahezu adäquate Insulin-Eigenversorgung verfügen mag, kann diese schließlich doch versagen und eine Insulintherapie notwendig werden.

Diabetes in Verbindung mit anderen genetischen Störungen

Manchmal tritt der Diabetes im Kindesalter als Teilerscheinung recht seltener Syndrome auf, die das neuroendokrine System und das Nervensystem betreffen. Das vielleicht häufigste dieser Syndrome ist das DIDMOAD-Syndrom. DIDMOAD ist ein Akronym für Diabetes insipidus, Diabetes mellitus, Optikusatrophie und Taubheit (engl. deafness). Manchmal treten auch eine Friedreich-Ataxie, Polyneuritis, Retinitis pigmentosa, Hypogonadismus und Adipositas auf. Die Erblichkeit dieser Leiden steht außer Frage, da sie gehäuft bei Geschwistern oder blutsverwandten Eltern vorkommen. Am einleuchtendsten läßt sich das Syndrom mit einem ererbten Defekt des embryonalen Neuroektoderms erklären, von dem aus primitive endokrine Zellen zum Darm und Pankreas wandern.

Sekundärer Diabetes

Hier entsteht Diabetes als Folge der Zerstörung von Inseln durch Operationen, Erkrankungen, Medikamente oder Autoimmunprozesse.

Chirurgische Eingriffe

Mindestens drei Viertel der Bauchspeicheldrüse können ohne die Gefahr eines Diabetes entfernt werden. Voraussetzung ist, daß der verbleibende Teil gesund ist und unter keiner übermäßigen Belastung durch Überernährung (was unter diesen Umständen unwahrscheinlich ist), Medikamente oder eine Kortisontherapie steht. Da die Bauchspeicheldrüse die einzige Insulinquelle ist, führt die totale Pankreatektomie unvermeidbar zu einem Diabetes.

Erkrankungen

Eine akute Pankreatitis verursacht gewöhnlich eine vorübergehende Schwächung der Glukose-Toleranz, bei therapeutischer Gabe von Glukagon kann dann ein manifester Diabetes ausgelöst werden.

Die chronische Pankreatitis, insbesondere in Verbindung mit Alkoholismus, führt zu einer fortschreitenden Zerstörung der exokrinen und der endokrinen Zellen, die Folge ist ein Diabetes. Verkalkungen im Pankreasbereich können auf Röntgenaufnahmen gesehen werden, und ein erweiterter Pankreasgang kann mittels retrograder Pankreatographie nachgewiesen werden.

Die Hämochromatose ist eine erbliche Störung, bei der überschüssiges Eisen resorbiert und in verschiedenen Organen, z. B. der Leber, dem Herzen, dem Pankreas und den Hoden eingelagert wird. Es entsteht eine Fibrosierung des Gewebes, die zur Zirrhose und zum Diabetes führt. Doch die Pankreasfibrose auf dem Boden der Eiseneinlagerung scheint nicht der einzige Faktor zu sein. Bei Hämochromatosepatienten mit familiärer diabetischer Disposition ist das Auftreten des Diabetes wesentlich häufiger. Dies läßt darauf schließen, daß auch hier eine erbliche Prädisposition für die Manifestierung des Diabetes notwendig ist. Wenn der Diabetes in Verbindung mit einer schweren Hepatomegalie oder mit Hautpigmentierungen auftritt („Bronze-Diabetes"), muß immer eine Hämochromatose in Betracht gezogen werden. Die Diagnose wird gestützt durch einen hohen Eisenspiegel im Serum, eine niedrige Eisenbindungskapazität und eine hohe Eisensättigung. Bei der Leberbiopsie finden sich beträchtliche Einlagerungen von Eisen im Leberparenchym und im Gallengangsepithel, die diese Erkrankung von der Hämosiderose abgrenzen.

Auch ein Pankreaskarzinom kann zu Diabetes führen, wobei jedoch nicht immer eine ausgeprägte Zerstörung des Pankreas durch Tumorwachstum vorliegt, sondern der Tumor möglicherweise durch eine Antigen-Antikörper-Reaktion eine Zerstörung der gesunden Pankreasabschnitte auslöst. Am häufigsten tritt ein Diabetes bei Tumorlokalisation im Pankreasschwanz auf, da sich hier die meisten Inselzellen finden. Tumorinfiltration in den Kopfteil kann zusätzlich zum Ikterus führen. Wenn Diabetes bei einem älteren Patienten in Verbindung mit Gewichtsabnahme, Schmerzen im Abdomen oder Rückenschmerzen auftritt oder schlecht eingestellt werden kann, erhebt sich immer der Verdacht auf ein Karzinom, insbesondere bei gleichzeitigem Ikterus.

Medikamente

Außer Hormonen (s. u.) können auch Benzothiadiazin-Diuretika häufig eine diabetogene Wirkung entfalten, wahrscheinlich indem sie die Insulinausschüttung der Inselzellen verhindern. Diazoxid, das ursprünglich in der Hochdrucktherapie eingesetzt wurde, ist das am stärksten diabetogene Präparat dieser Gruppe. Es kann zur Behandlung einer durch Inselzelltumoren verursachten Hypoglykämie verwendet werden. Streptozotozin ist ein weiteres Präparat, das eine direkt hemmende Wirkung auf die Beta-Zellen hat. Es wird hauptsächlich im Tierexperiment zur Induzierung eines Diabetes eingesetzt. Die einzige klinische Anwendung bietet sich gelegentlich bei Hyperinsulinismus. Alloxan ist ebenfalls ein starker Beta-Zellen-Hemmer; seine Anwendung ist auf das Tierexperiment beschränkt.

Autoimmunprozesse

Ein Diabetes tritt oft zusammen mit Erkrankungen auf, die man für Störungen des Immunsystems hält, und die zu der Bildung von Antikörpern gegen verschiedene normal funktionierende Organe führen. Zu diesen Störungen zählen Vitiligo, Alopezie, perniziöse Anämie, Morbus Addison, Hypogonadismus und Schilddrüsenleiden. Antikörper gegen die entsprechenden Organe lassen sich meist im Blut nachweisen. Der verbindende Faktor bei diesen Krankheiten ist ein organspezifischer Autoimmunprozeß, sowohl humoral als auch zellulär. Der Nachweis persistierender Antikörper gegen Inselzellen bestätigt die Annahme, daß in diesen Fällen der Diabetes lediglich Folge einer primären Störung des Immunsystems ist, bei der die Inselzellen aufgrund einer nicht durch Fremdreiz ausgelösten Antikörperreaktion zerstört werden.

Hormonale Störungen

Insulin ist unersetzlich, da es das einzige Hormon ist, das den Blutglukosespiegel senken kann. Dagegen bewirken mehrere Hormone eine Erhöhung des Blutglukosespiegels, in erster Linie indem sie die Glukosebildung in der Leber (Glukoneogenese) oder die Umwandlung von Leberglykogen in Glukose (Glykogenolyse) fördern. Wenn diese Hormone im Überschuß gebildet oder verabreicht werden, können sie die Wirkung des Insulins überdecken. Es entwickelt sich ein sekundärer Diabetes, der gewöhnlich bei Beseitigung der hormonalen Überbelastung wieder verschwindet.

Kortison

Kortison fördert die Glukoneogenese in der Leber und blockiert die periphere Glukoseverwertung. Daher hat etwa ein Drittel der Patienten mit einem Cushing-Syndrom einen erhöhten Blutglukosespiegel. Eine klinische Manifestation des Diabetes zusammen mit Plethora und Bluthochdruck sollte immer den Verdacht auf ein Cushing-Syndrom lenken.

Bei der Gabe von Kortison aus therapeutischen Gründen kann es vorübergehend zu einem Diabetes kommen, besonders wenn es sich um eine große Dosis handelt oder sich die Behandlung über einen längeren Zeitraum erstreckt, wie z. B. bei Asthma bronchiale, Lupus erythematodes oder in Kombination mit Immunsuppressiva. Mit Steroiden behandelte Patienten sollten angewiesen werden, Zucker in der Nahrung zu meiden und die Kohlenhydrataufnahme einzuschränken. Außerdem sollten Blut- und Uringlukosespiegel regelmäßig kontrolliert werden.

Wachstumshormon

Dieses Hormon hat eine diabetogene Wirkung durch Stimulation der Lipolyse und Mobilisierung von Glyzerol, wodurch es der peripheren Verwertung des Insulin entgegenwirkt. Die Hypophysektomie, die bei Diabetikern zur Behandlung einer proliferativen Retinopathie durchgeführt wird, führt zu einer erheblich größeren Sensibilität gegenüber Insulin. Im Tierversuch konnte durch wiederholte Injektionen von Wachstumshormon ein Diabetes induziert werden.

Aus klinischer Sicht erkranken etwa ein Viertel der Patienten mit Akromegalie an Diabetes, vornehmlich diejenigen mit familiärer Belastung.

Glukagon

Glukagon wird von den Alpha-Zellen der Pankreasinseln produziert und hat eine antagonistische Wirkung zum Insulin. Es wandelt das Glykogen der Leber in Glukose um und kann zur Behandlung eines hypoglykämischen Schocks nach einer Insulinüberdosierung therapeutisch eingesetzt werden. Außerdem fördert es die Lipolyse.

Beim juvenilen Diabetes ist der Glukagonspiegel erhöht; dies mag für die Entstehung von Hyperglykämien und Ketosen eine Rolle spielen.

Tumoren der Alpha-Zellen (Glukagonome) führen zu einem geringgradigen Diabetes mit Gewichtsverlust, Stomatitis, und Hautausschlag (nekrolytisches migratorisches Erythem).

Adrenalin

Ein weiteres Hormon, das Glukose aus dem Glykogen der Leber mobilisiert, ist Adrenalin. Wenn es auf dem Boden eines Nebennierenmarkstumors (Phäochromozytom) im Überschuß produziert wird, kann ein Diabetes zusammen mit Bluthochdruck auftreten. Im Gegensatz zum Hochdruck ist der Diabetes selten schwerwiegend. Beide Störungen werden bei erfolgreicher Entfernung des Tumors beseitigt.

Thyroxin

Dieses Hormon verbessert die Glukoseresorption im Darm und fördert die Glukoneogenese in der Leber. Nur in seltenen Fällen verursacht es einen Diabetes, obwohl bei einer Hyperthyreose die Glukosetoleranz herabgesetzt ist und eine vorübergehende Glykosurie auftreten kann.

Östrogene

Diese Hormone sind in Kontrazeptiva enthalten und haben eine geringfügig mindernde Wirkung auf die Glukose-Toleranz. Die Gefahren, die sich daraus für die kontrazeptive Therapie ergeben, sind sicherlich übertrieben worden, insbesondere im Zusammenhang mit der Einführung sogenannter „Minipillen" (Präparate mit niedriger Östrogendosis). Nichts weist darauf hin, daß diese Hormonpräparate einen Diabetes begünstigen. Bei insulinpflichtigem Diabetes führt ihre Einnahme gewöhnlich nicht zu einer signifikanten Erhöhung des Insulinbedarfs.

Tabelle 3: Primärer Diabetes

	Typ I	**Typ II**
Alter bei der Erkrankung	Kindes- und Jugendalter	mittleres Alter
Familiäre Belastung	selten	häufig
Jahreszeitliches Auftreten der Erkrankung	meist im Winter	keine Präferenz
Phänotyp	mager	übergewichtig
Haplotypen	HLA B8, B15, B18, DW3, DW4, DRW3, DRW4	keine Präferenz
Krankheitsbeginn	schnell	schleichend
Symptome	schwer	leicht oder fehlend
Urin	Glukose und Azeton	Glukose
Ketoazidose	anfällig	nicht anfällig
Seruminsulin	wenig oder gar nicht vorhanden	meist erniedrigt, manchmal erhöht
Inselzellenantikörper	bei Krankheitsbeginn vorhanden	nicht vorhanden
Therapie	Diät und Insulin	Diät

2.1

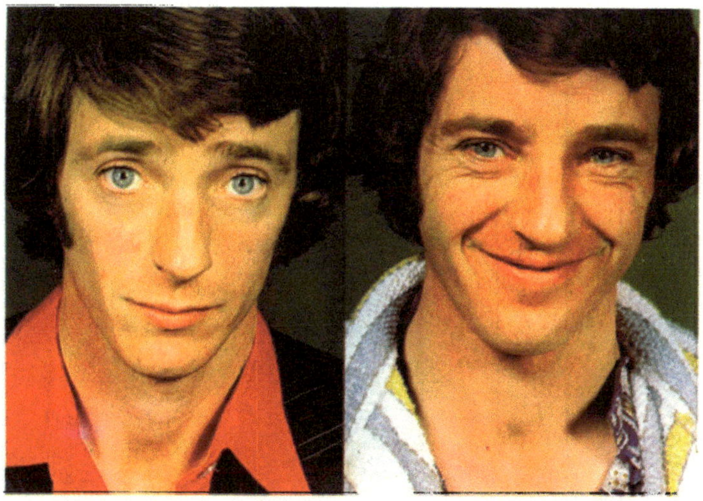

2.2

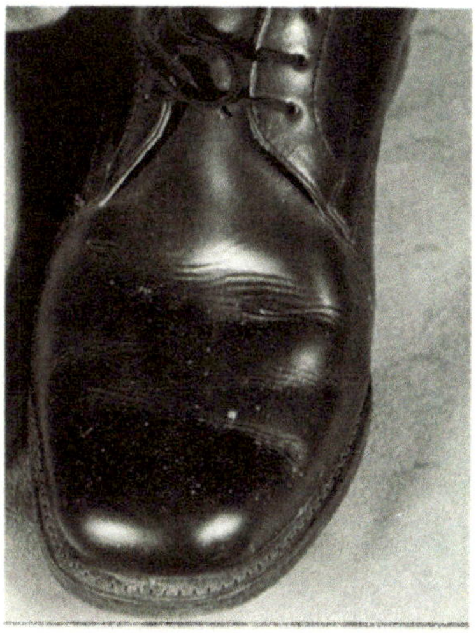

2.1 Frisch diagnostizierter Diabetiker vor und nach der ersten Woche mit Insulinbehandlung.

2.2 Symptomfreier Erwachsenendiabetiker mit Zuckerkristallen von Urintropfen auf den Schuhen.

2.3

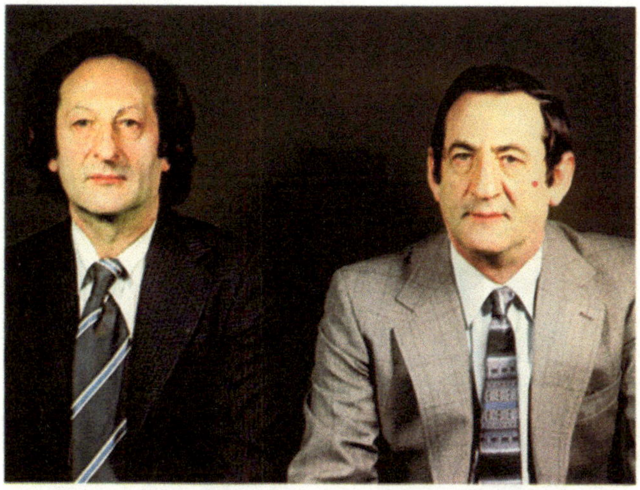

2.3 Erwachsenendiabetes (Typ II) bei eineiigen Zwillingen. Beide erkrankten mit Anfang Fünfzig. Erwachsenendiabetes tritt bei eineiigen Zwillingen fast immer konkordant auf. Bei eineiigen Zwillingen, von denen einer an juvenilem Diabetes erkrankt, liegt das Risiko für den anderen Zwilling, ebenfalls zu erkranken, nur bei etwa fünfzig Prozent.

2.4

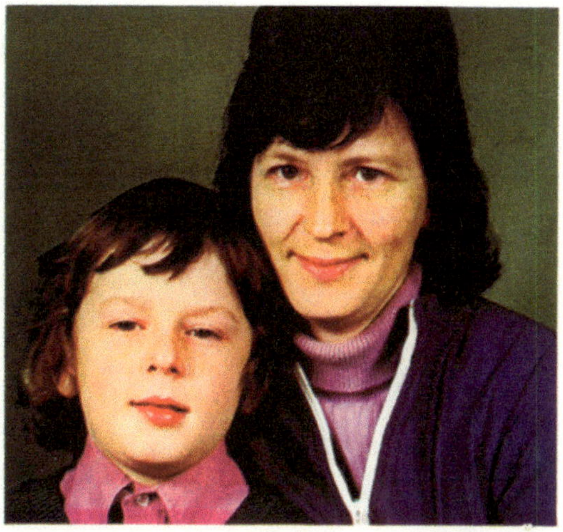

2.4 Juveniler Diabetes (Typ I). Mutter und Kind sind beide insulinabhängig, ein seltenes Zusammentreffen. Nur etwa 10% der frisch diagnostizierten Kinder haben einen Verwandten ersten Grades mit Diabetes.

2.5

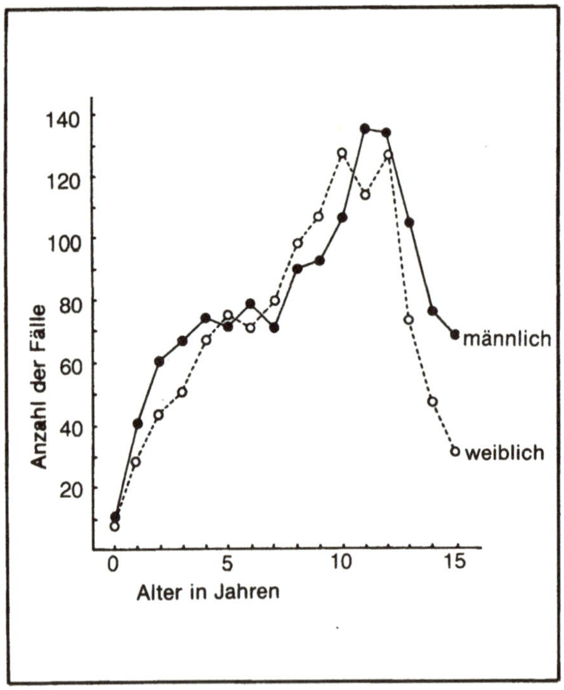

2.6

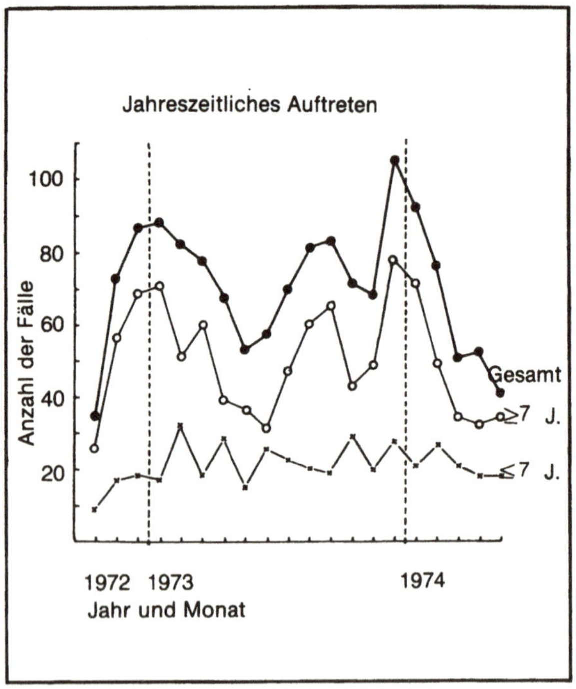

2.5 Erkrankungsalter frisch diagnostizierter Kinder, mit einem Häufigkeitsgipfel bei 11 bis 12 Jahren.

2.6 Jahreszeitliches Auftreten von Neuerkrankungen. In den Wintermonaten erkranken ältere Kinder dreimal häufiger als im Sommer, was sehr für eine Virusinfektion spricht.

2.7

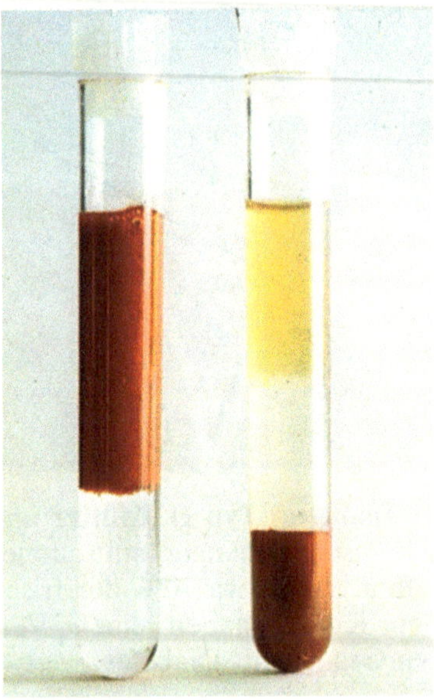

2.8

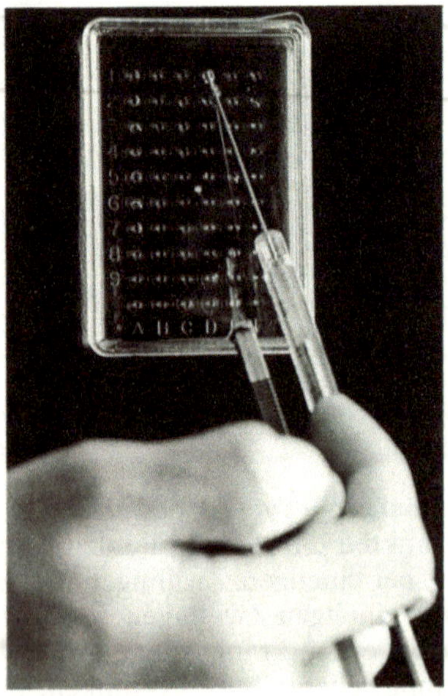

2.7 Histokompatibilitätsantigene (HLA) bei Diabetikern. Eine Methode zur Identifizierung der Antigene auf der Oberfläche menschlicher Leukozyten. Links eine Probe defibrinierten venösen Blutes über einer Trennungsmediumschicht; rechts die klare Leukozytenschicht über den Erythrozyten nach dem Zentrifugieren.

2.8 Auftragen der Leukozytenschicht auf eine Mikrotestplatte mit verschiedenen HLA-Antiseren.

2.8a Beurteilung der Antigen-Antikörper-Reaktion. Jede Vertiefung wird im umgekehrten Phasenkontrast mikroskopisch untersucht.

2.8a

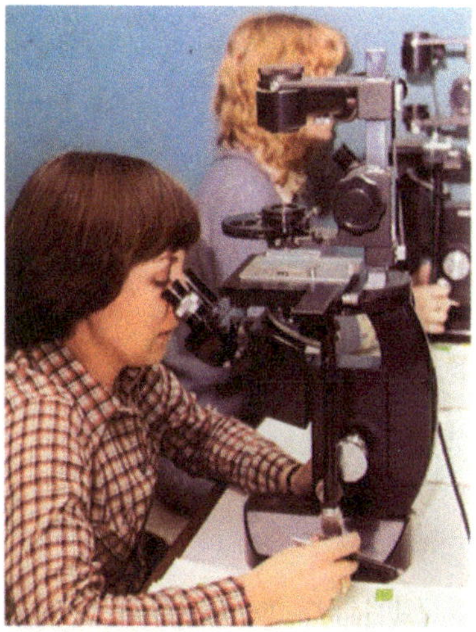

2.9 Stammbaum eines diabetischen Kindes (schwarzer Kreis) der die Vererbung der Genotypen HLA A, B, C und DR zeigt. Das erkrankte Kind besitzt die Antigene B8 und DRW4, die es für Diabetes erblich prädisponieren.

2.9

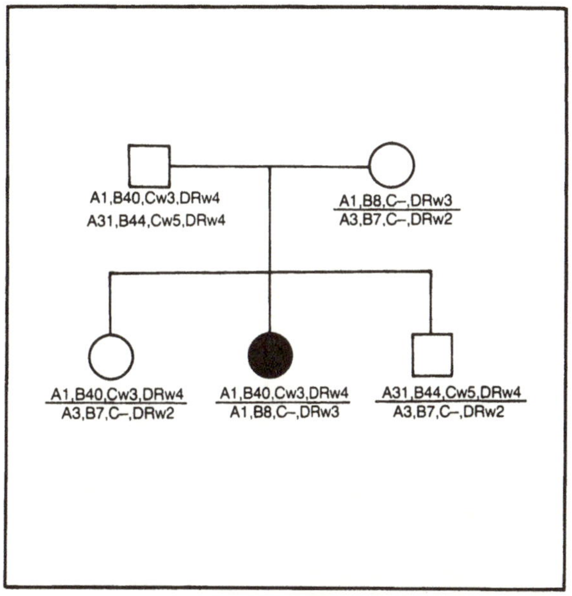

2.10 Diabetes insipidus, Diabetes mellitus, Optikusatrophie und Taubheit (DIDMOAD), wahrscheinlich aufgrund eines genetischen Defekts des neuroendokrinen Systems.

2.10

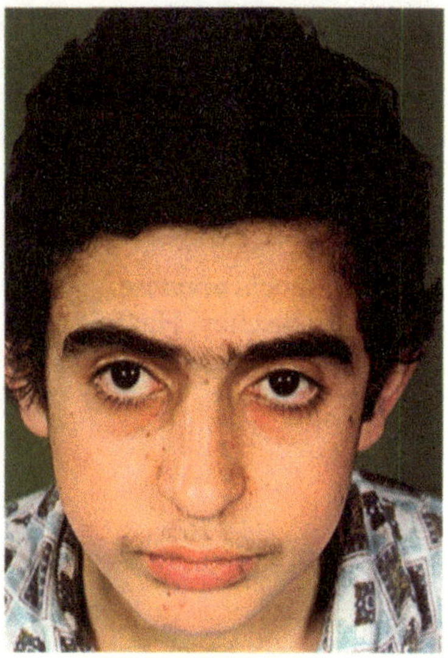

2.11

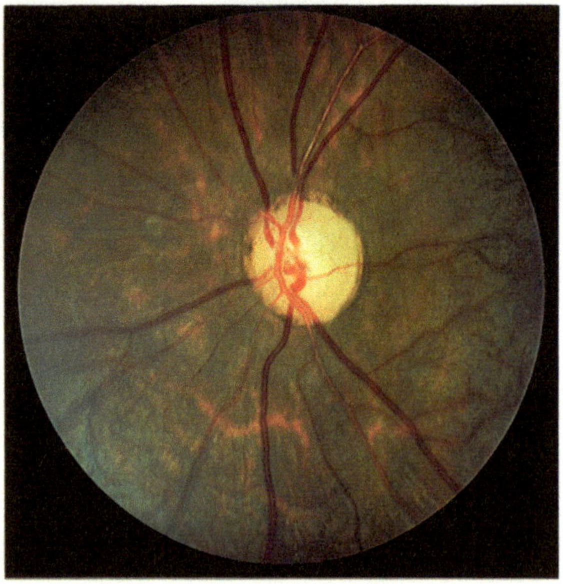

2.12

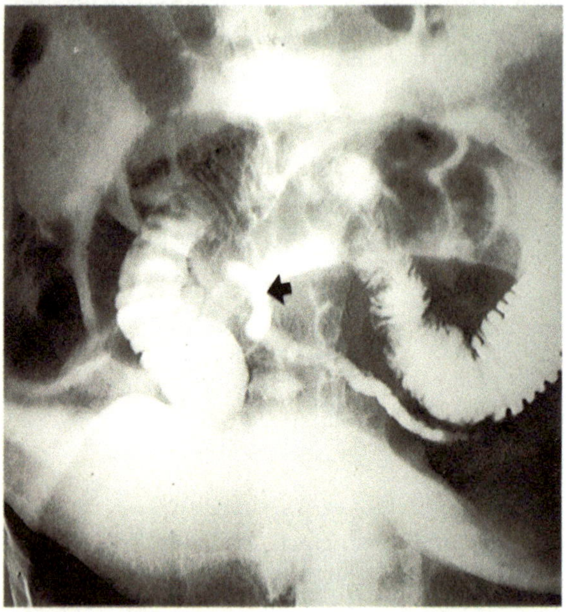

2.11 Retina mit Optikusatrophie bei DIDMOAD. Blindheit und Diabetes sind bei diesem Syndrom genetisch bedingt.

2.12 Endoskopische retrograde Cholangio-Pankreatographie (ERCP) zur Darstellung des erweiterten Pankreasganges bei chronischer Pankreatitis (Pfeil).

2.13

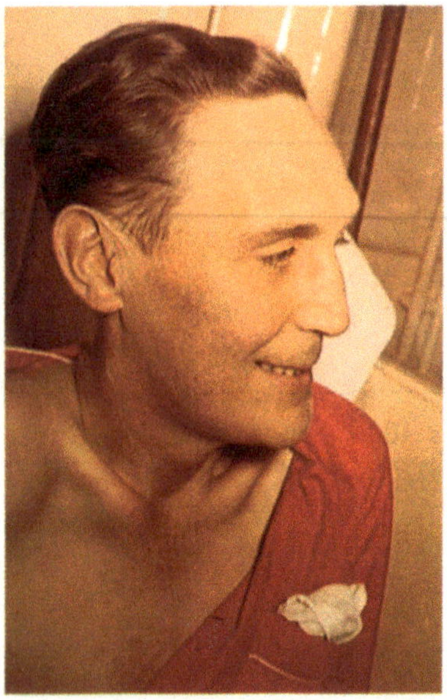

2.13 Hämochromatose. Mit charakteristischer Hautpigmentierung, daher auch Bronze-Diabetes genannt.

2.14

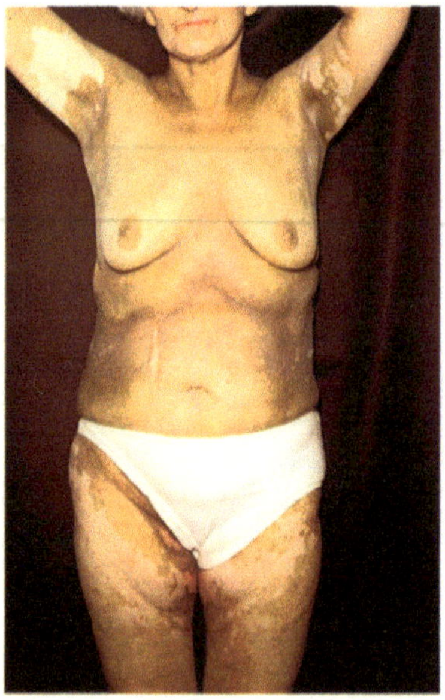

2.14 Autoimmunerkrankung. Diabetes mellitus und Vitiligo – eine häufige Kombination. Andere Autoimmunkrankheiten wie z. B. perniziöse Anämie, Morbus Addison und Hypothyreose bestehen oft gleichzeitig.

2.15

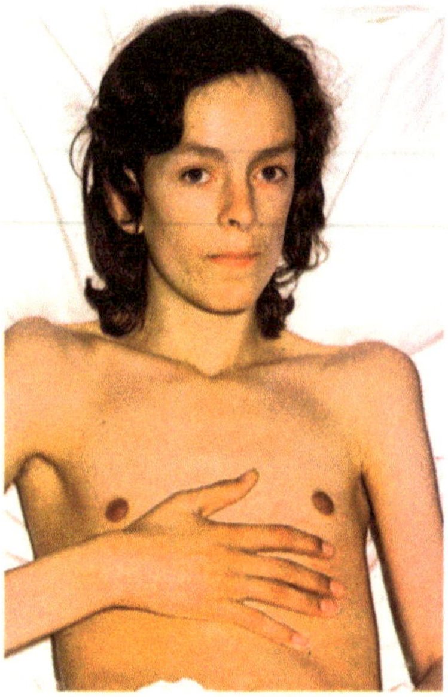

2.15 Autoimmunerkrankung. Diabetes mellitus und Morbus Addison, beide gleichzeitig diagnostiziert. Hyperpigmentierung der Finger. Nachweis von Antikörpern gegen Inselzellen und Nebennierenzellen.

2.16 **Diabetes, Hypertonie und Plethora:** basophiles Hypophysenadenom.

2.17 **Normaler Blutglukosespiegel** und Normotonie nach Hypophysektomie bei derselben Patientin **(2.16).**

2.16

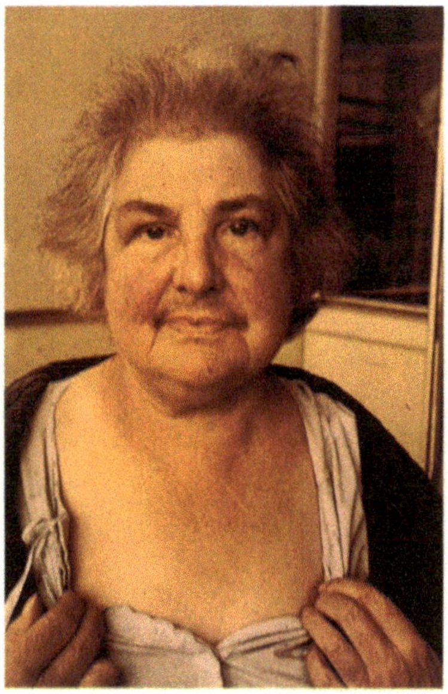

2.17

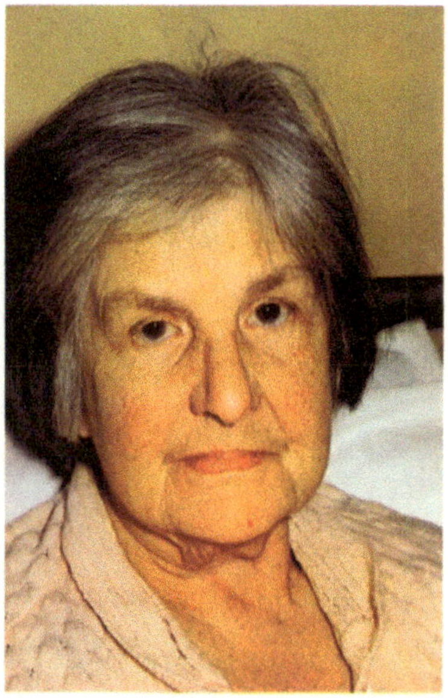

2.18

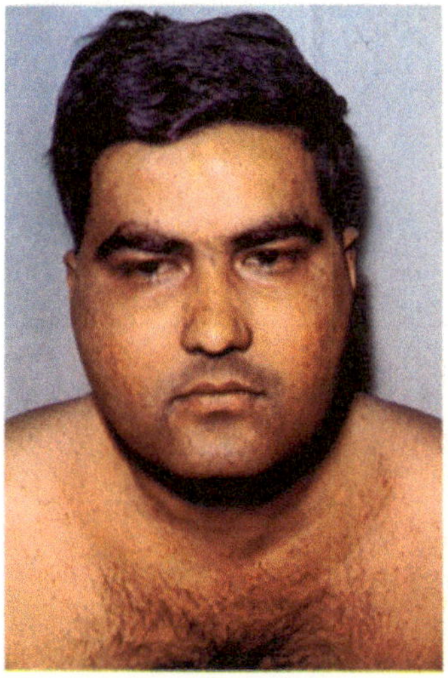

2.19

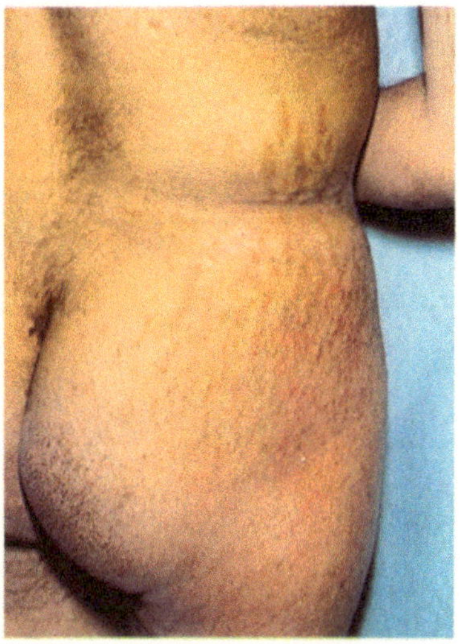

2.20

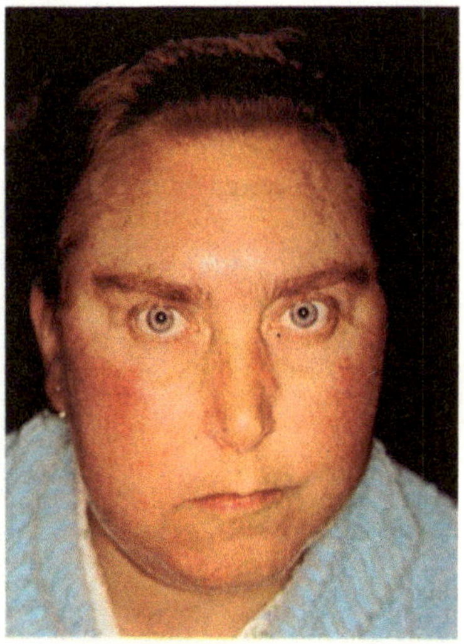

2.18 Cushing-Syndrom infolge einer adrenalen Hyperplasie, keine Anzeichen eines Hypophysenadenoms. Hohe Plasma-ACTH- und -Kortisolwerte sowie Glukosetoleranzstörung.

2.19 Cushing-Syndrom, Striae (Patient von **2.18**). Dieser Patient wurde durch bilaterale Adrenalektomie geheilt, entwickelt aber möglicherweise später ein Hypophysenadenom (Nelson-Syndrom).

2.20 Cushing-Syndrom infolge eines Nebennierenadenoms. Niedrige ACTH-, hohe Kortisol-Plasmawerte und gestörte Glukosetoleranz. Behandelt durch Tumorresektion.

2.21

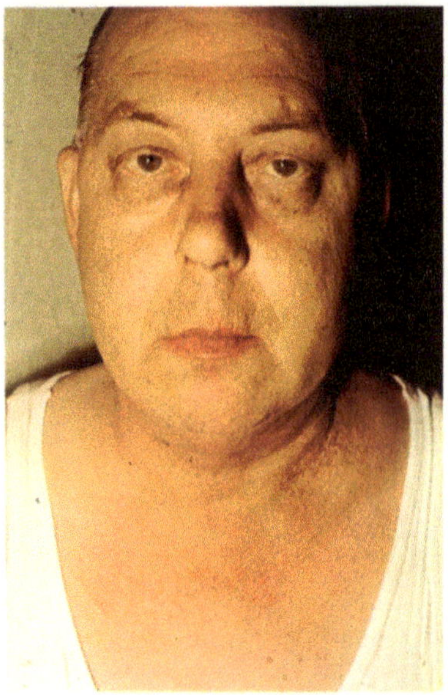

2.21 Bronchialkarzinom mit Diabetessymptomen. Hohe ACTH- und Kortisol-Plasmawerte, hypokalämische Alkalose.

2.22

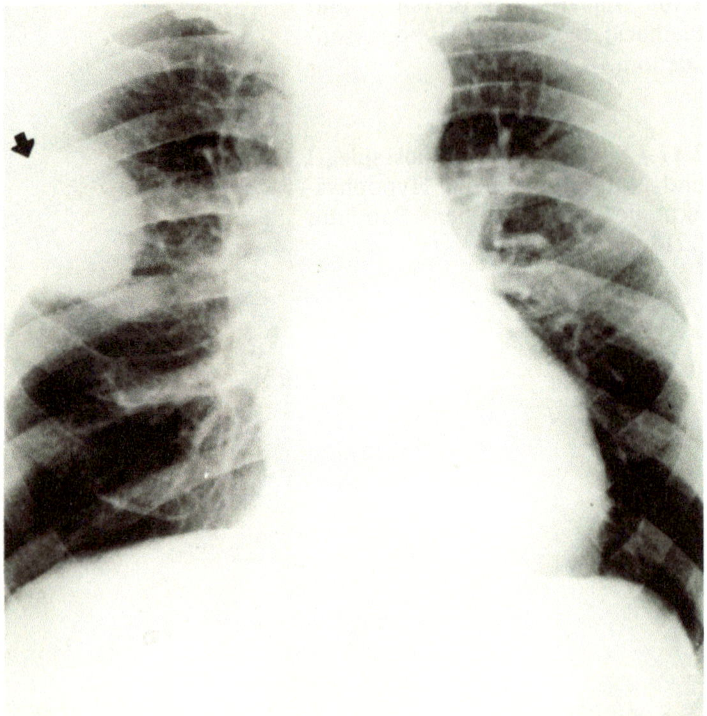

2.22 Bronchialkarzinom (Pfeil), Thoraxröntgenbild.

2.23

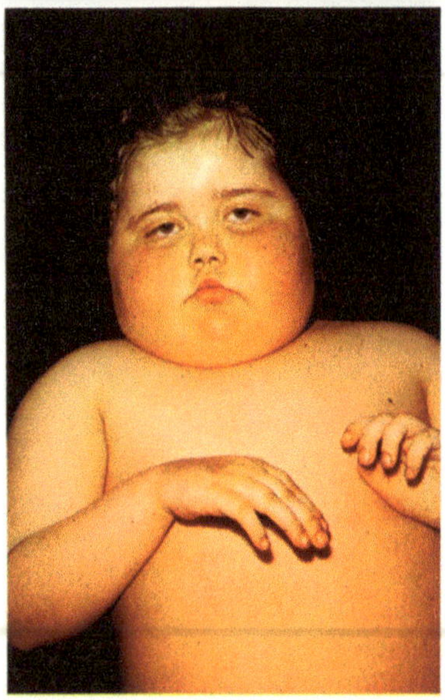

2.23 Kind mit Nephrose behandelt mit hohen Steroiddosen. Während der Steroidtherapie entwickelte sich ein insulinpflichtiger Diabetes.

2.24

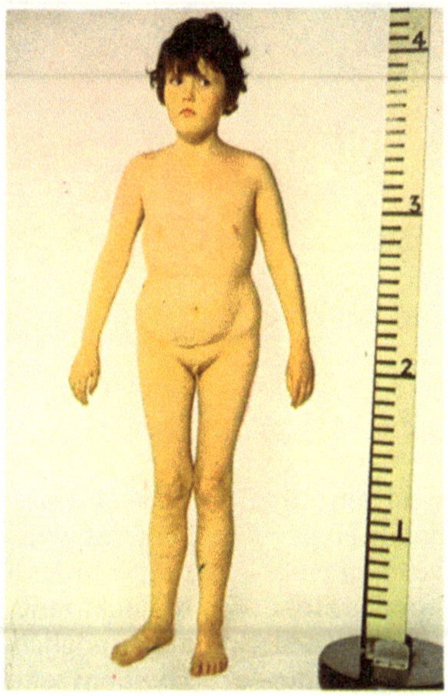

2.24 Normale Glukosetoleranz bei demselben Kind drei Jahre später nach vollständiger Heilung und Absetzen der Steroide.

2.25

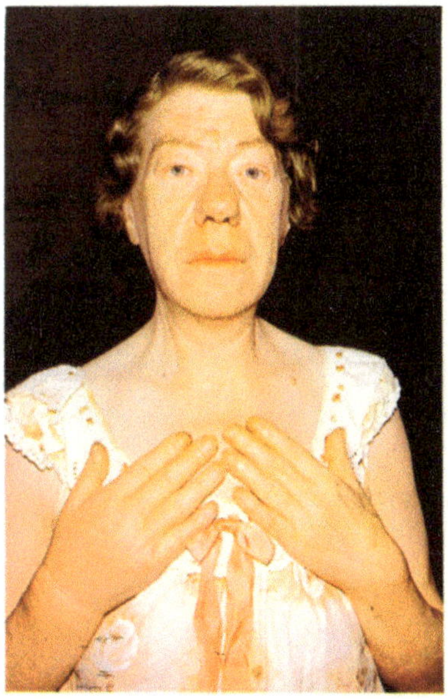

2.26

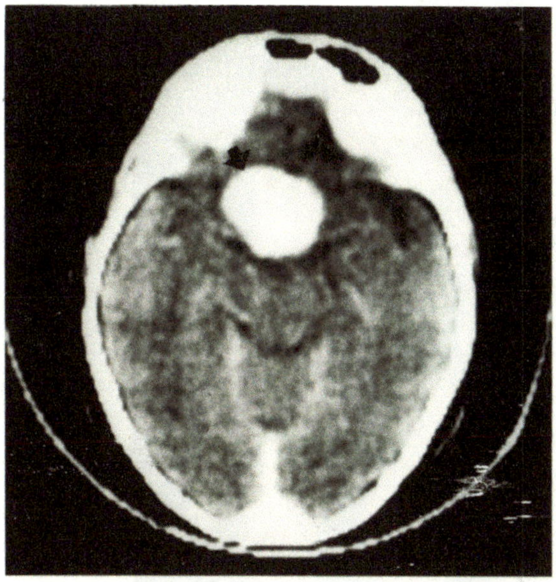

2.25 Diabetes und Akromegalie. 50 Prozent der Akromegaliepatienten entwickeln eine Glukoseintoleranz, die sich aber nur bei der Hälfte zu einem – selten insulinpflichtigen – manifesten Diabetes steigert. Patienten mit entsprechender familiärer Belastung entwickeln eher Diabetes.

2.26 Hypophysenadenom. Computertomogramm (CT). Horizontalschnitt oberhalb der Hypophyse (Kontrastmitteldarstellung). Das dichte weiße Feld (Pfeil) zeigt ein ausgedehntes supraselläres Hypophysenadenom an.

2.27

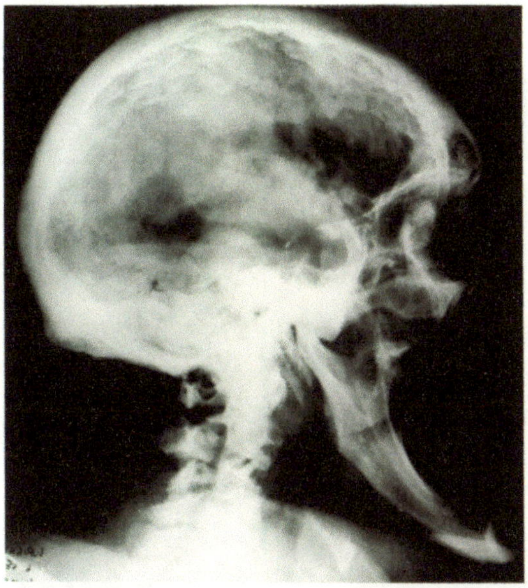

2.28

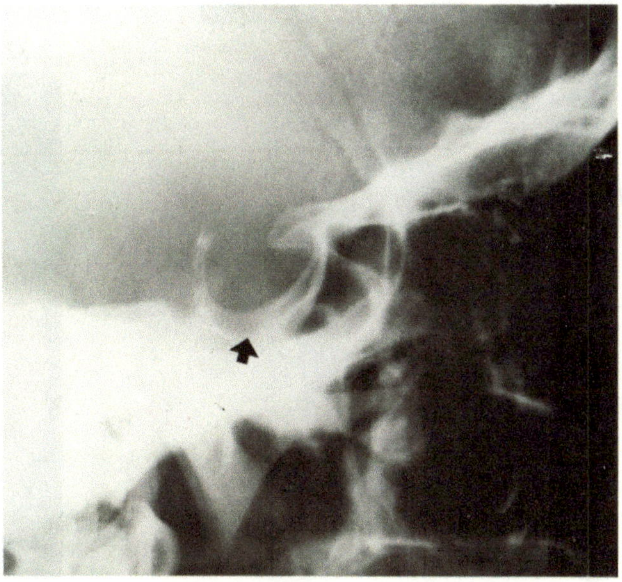

2.27 Schädel eines Akromegalie-Patienten mit sekundärem Diabetes. Schädelhypertrophie, signifikante Kiefervergrößerung und ausgeweitete Sella turcica.

2.28 Sella turcica, Ausschnittsvergrößerung. Typische ballonartige Ausweitung der Sella mit Doppelkontur des Bodens wegen eines Hypophysenadenoms.

2.29

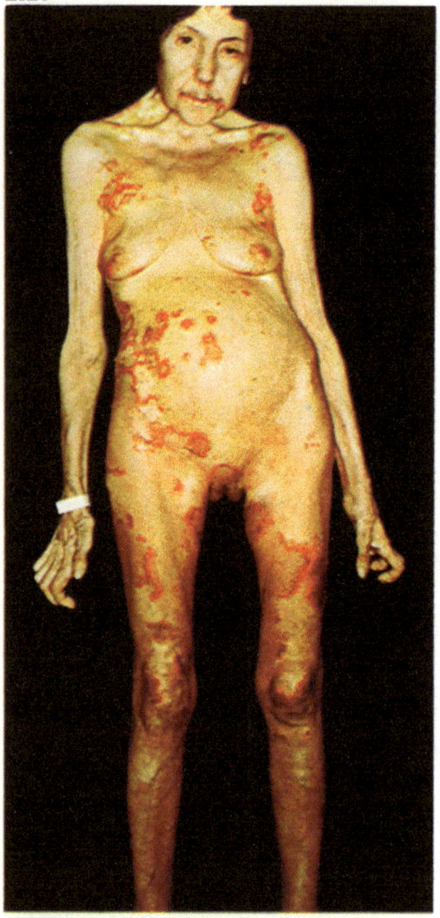

2.30

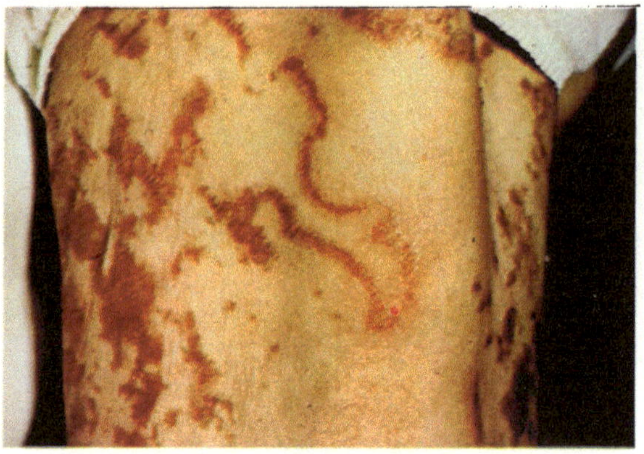

2.30 Nekrolytisches erythematöses Exanthem, Ausschnitt aus Abbildung **2.29.**

2.29 Glukagonom mit schwach ausgeprägtem Diabetes mellitus. Nekrolytisches migratorisches Erythem und Muskelschwund. Entfernung des glukagonproduzierenden Tumors normalisierte die Glukosetoleranz.

2.31

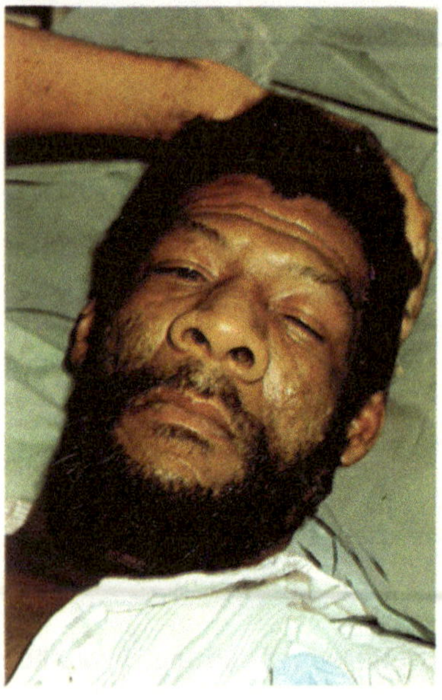

2.31 Phäochromozytom mit Hypertonie und Diabetes mellitus. Trotz meist gestörter Glukosetoleranz tritt Diabetes nur bei etwa 10% der Patienten auf.

2.32

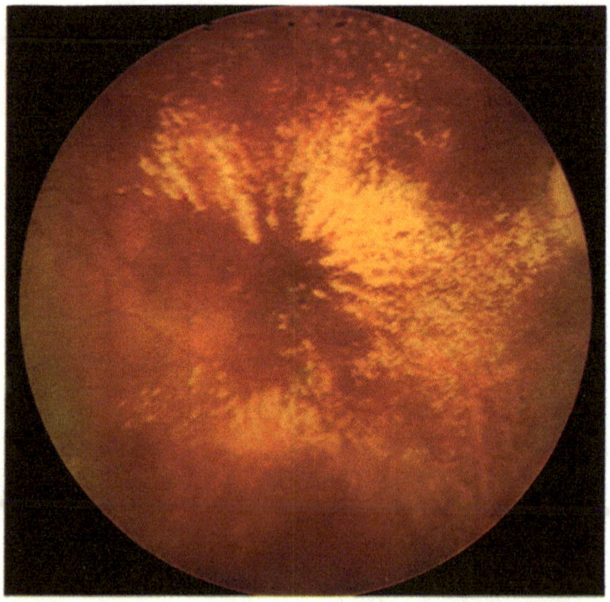

2.32 Augenhintergrund (Patient von **2.31**) mit typischer Sternfigur bei Retinopathia angiospastica.

2.33 Phäochromozytom, Ausscheidungsurographie. Senkung der Niere wegen großer suprarenaler Wucherung (Pfeil).

2.33

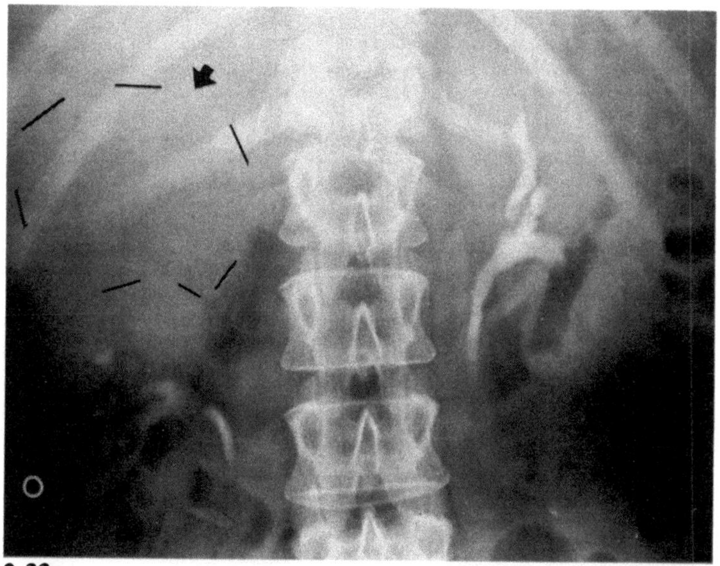

2.33a Suprarenale Wucherung (Pfeil) dargestellt in der kapillären Phase eines Arteriogramms. Dieses ausgedehnte Phäochromozytom wurde erfolgreich entfernt, Blutdruck und Blutglukosespiegel normalisierten sich wieder.

2.33a

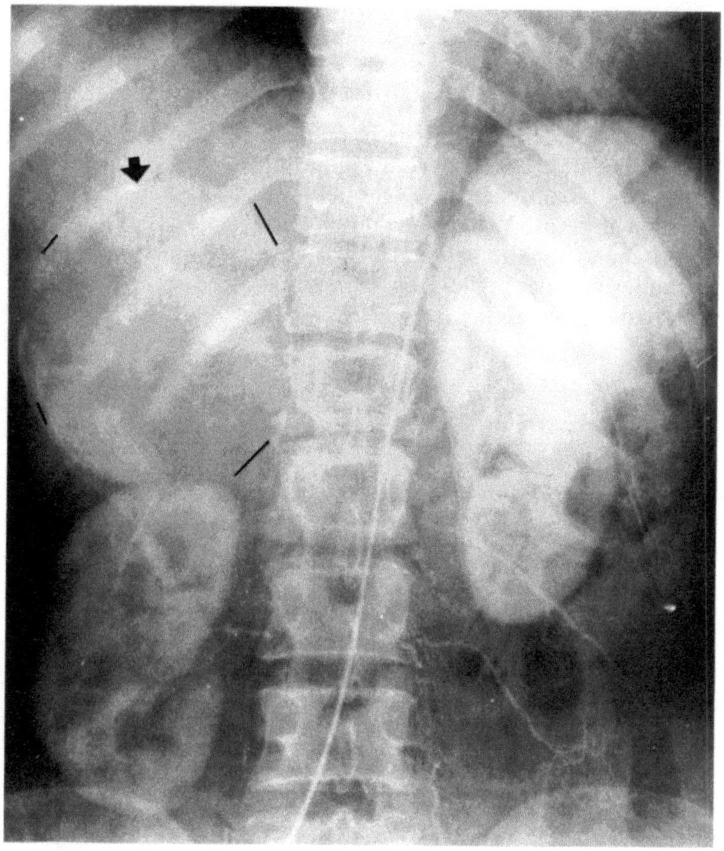

2.34 **Hyperthyreose** mit vorübergehender Glykosurie und Hyperglykämie.

2.34

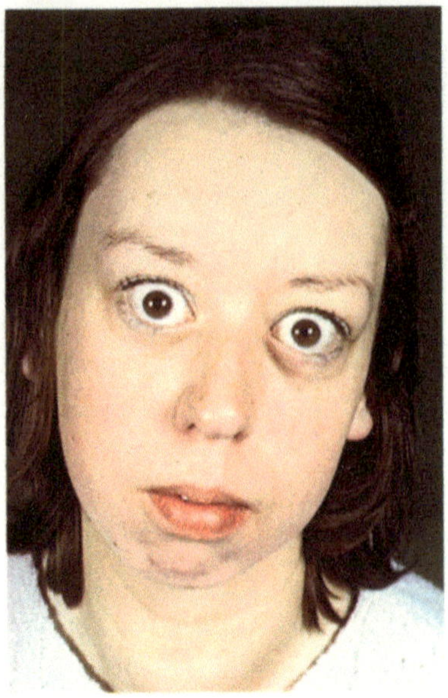

2.35 **Leukozyten-Migrations-Hemmtest.** Links normale Leukozytenwanderung vom Kapillarröhrchen ins Nährmedium. Rechts wurde die Wanderung durch pankreatische Antigene behindert, was eine Veränderung der zellulären Immunität bei Diabetes anzeigt.

2.35

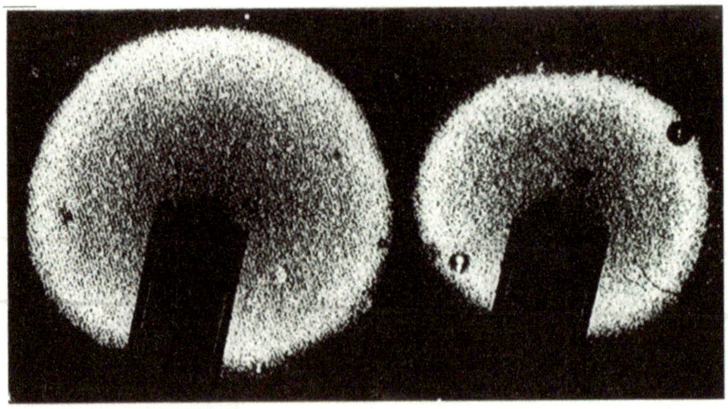

2.36 **Inselzellantikörper** bei Diabetes in immunfluoreszenzmikroskopischer Darstellung. Behandlung mit dem Serum eines diabetischen Patienten führt in diesem Gefrierschnittpräparat des menschlichen Pankreas zum Fluoreszieren aller Inselzelltypen. *(x 400)*

2.36

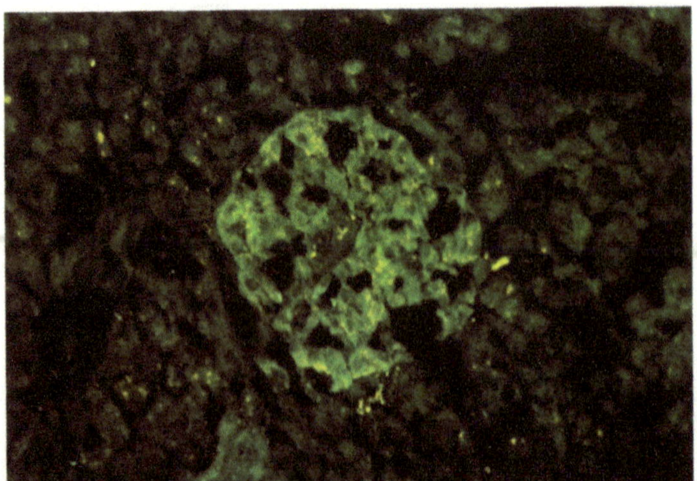

3. Das Pankreas

Die meisten Veränderungen des Pankreasgewebes beim Diabetiker, ob sie nun die Insel- oder die Azinuszellen betreffen, sind nicht diabetesspezifisch, sondern können auch am nicht-diabetischen Pankreas beobachtet werden. Außerdem variiert auch das Pankreas normaler Menschen erheblich in Größe und Aufbau, so daß Vergleiche schwer zu ziehen sind. Die Erforschung des menschlichen Pankreas wird darüber hinaus durch die Tatsache erschwert, daß die Biopsie besonders schwierig ist. Im Tierversuch zerstört man die Inselzellen mit Alloxan oder Streptozotozin, um diabetische Stoffwechselverhältnisse zu schaffen. Darauf fußende Beobachtungen sind jedoch nur mit Einschränkungen auf die Verhältnisse beim idiopathischen Diabetes übertragbar. Auch Untersuchungen am intakten tierischen Pankreas sind nicht in jeder Hinsicht auf die Verhältnisse beim Menschen übertragbar.

Das normale Gewicht des Pankreas schwankt zwischen 60 g und 160 g. Etwa 3% davon sind Inselzellgewebe, das vornehmlich im Schwanz gefunden wird. Die Zahl der Inselzellen zeigt eine beachtliche Variationsbreite, mit einem Durchschnittswert von etwa 1 000 000. Der Durchmesser der Inseln liegt zwischen 75 µm und 175 µm. Bei übergewichtigen Menschen und neugeborenen Kindern diabetischer Mütter kann eine Hypertrophie der Inseln mit Durchmessern bis zu 400 µm beobachtet werden. Etwa 80% der Inselzellen sind Insulin-produzierende Beta-(B)-Zellen, der Anteil der Glukagon-sezernierenden Alpha-(A)-Zellen liegt bei 15%, und der Rest teilt sich in Somatostatin-produzierende Delta-(D)-Zellen und PP-Zellen (F-Zellen), die das pankreatische Peptid abgeben.

Die Funktion der D-Zellen ist noch nicht völlig aufgeklärt, man kann aber die ursprünglich angenommene Gastrinsekretion ausschließen. Man weiß heute, daß die D-Zellen das tetradecapeptidische Somatostatin sezernieren, welches auch im Hypothalamus gebildet wird. Dieses Hormon hat eine starke hemmende Wirkung auf die Insulin- und Glukagonsekretion. Man hat außerdem PP-Zellen (F-Zellen) entdeckt, die das pankreatische Peptid (PP) synthetisieren, ein Hormon das wahrscheinlich in Abhängigkeit von der Nahrungsaufnahme regulierend auf den Glukosespiegel wirkt. Weiterhin hat man zwischen den exokrinen Zellen und den Inselzellen Nervenfasern gefunden und nachgewiesen, daß sie das vasoaktive intestinale Polypeptid (VIP; VIP-Zellen = D_1-Zellen) abge-

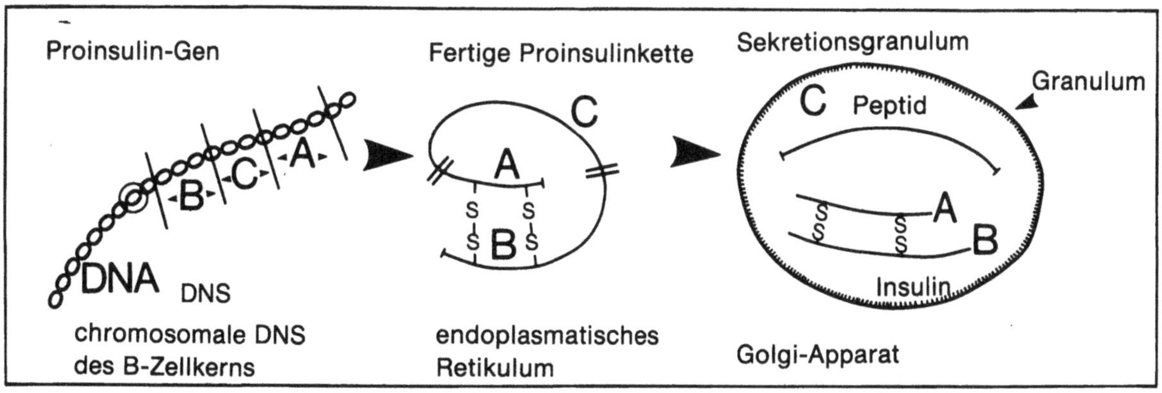

3.1 Insulinsynthese im Zytoplasma der Beta-Zellen

ben. Dieses Hormon kann die Insulinproduktion stimulieren, über einen Zusammenhang mit Diabetes mellitus wird jedoch bisher nur spekuliert.

Die Insulinsynthese in den B-Zellen beginnt mit der m-RNS-gesteuerten Bildung von Prä-Proinsulin. An den Ribosomen, nahe der mikrosomalen Membran, erfolgt die Synthese der A-, B- und C-Peptidketten des Proinsulins und ihre Verbindung in der Reihenfolge A-C-B. Die Vorhormonsequenz wird entfernt, so daß im endoplasmatischen Retikulum zusammengefaltetes Proinsulin mit seinen A-, B- und C-Ketten gefunden wird. Im Golgi-Apparat finden sich Sekretgranula, die die A- und B-Ketten getrennt von der C-Kette enthalten und schließlich durch Emiozytose freigesetzt werden.

Alpha-Zellen lassen sich von den Beta-Zellen im allgemeinen dank ihres länglichen Kerns und der optisch dichteren und enger zusammenliegenden Granula unterscheiden. Die wichtigsten Veränderungen des Inselzellgewebes bei primärem Diabetes sind folgende: Hyalinisierung, Fibrosierung und Lymphozyteninfiltration („Insulitis").

Hyalinisierung

Obwohl dies die auffälligste und am ausführlichsten untersuchte Veränderung ist, bleibt ihre Bedeutung unklar. Sie tritt beim Erwachsenendiabetes auf, sei es nun als Ursache oder als Folge der Erkrankung, und läßt sich besser mit dem Alter des Patienten als mit Dauer und Schwere der Erkrankung korrelieren. Die Hyalinisierung wird von einer Verringerung der Anzahl der B-Zellen begleitet. Die hyaline Masse scheint von Fibroblasten oder Epithelzellen produziert zu werden und bildet Bündel feiner Fasern, ähnlich wie Amyloid.

Fibrose

Wie bei der Hyalinisierung sind ältere Patienten betroffen. Die Fibrose ist manchmal mit arteriosklerotischen Veränderungen der Pankreasgefäße und Hyalinisierung vergesellschaftet. Im fortgeschrittenen Stadium ist fast das gesamte Inselzellgewebe durch fibröses Narbengewebe ersetzt.

Lymphozyteninfiltration („Insulitis")

Dieses Phänomen wurde am häufigsten bei jungen Patienten beobachtet, die kurz nach Beginn eines schweren Diabetes verstarben. Bei ausgeprägter Insulitis kann das ganze Pankreas rot und geschwollen sein, wobei die Inseln eine massive Infiltration durch Lymphozyten und Monozyten aufweisen. Es können alle Arten von Inselzellen infiltriert und zerstört werden, in leichteren Fällen findet man eine partielle Fibrosierung bei vorwiegender Zerstörung der Beta-Zellen. Seitdem man Inselzell-Antikörper (ICA) im Serum bestimmen kann, hat auch diese Veränderung mehr Beachtung gefunden. Inselzell-Antikörper treten nur vorübergehend zu Beginn des juvenilen Diabetes (siehe Kapitel 2) auf, desgleichen die Lymphozyteninfiltration. Dies legt nahe, beide Phänomene in den Zusammenhang einer Antigen-Antikörper-Reaktion zu stellen, durch die die Inselzellen zerstört werden.

Weitere Veränderungen am Pankreas

Fibrose

Die wohl leichteste und häufigste Veränderung am Pankreas besteht in einer interlobulären und interazinären Fibrosierung des exokrinen Gewebes.

Lipomatose

Fettablagerungen im Pankreas korrelieren meist mit dem Ausmaß der Fettablagerungen im ganzen Organismus. Entsprechend sind vor allem adipöse Patienten betroffen.

Gefäßerkrankungen

Arteriosklerotische Veränderungen der Pankreasgefäße können insbesondere bei älteren Patienten vorkommen. Sie sind jedoch weniger ausgeprägt als in der Milz, die aus denselben Gefäßen versorgt wird. Daher kommen Gefäßerkrankungen auch bei älteren Menschen als Ursache des Diabetes kaum in Frage.

Pankreatitis

Die akute hämorrhagische Pankreatitis mit Fettgewebsnekrosen führt oft zu einer vorübergehenden

Hyperglykämie. Sie wird nur selten von einer schweren diabetischen Stoffwechselstörung begleitet und hat dann eine schlechte Prognose. Die chronische Pankreatitis führt häufiger zu Diabetes, insbesondere wenn Steinbildung die Fibrosierung und Zerstörung der Inselzellen fördert. Insgesamt entstehen bei 20-40% der Patienten mit chronischer Pankreatitis Störungen der Glukosetoleranz. Daher muß diese Diagnose in Betracht gezogen werden, wenn das Auftreten eines Diabetes von episodischen Schmerzen im Oberbauch begleitet wird.

Pankreaskarzinom

Karzinome des Pankreasschwanzes, in dem sich die meisten Inselzellen befinden, haben fast immer einen Diabetes zur Folge. Auch Pankreaskopfkarzinome können Diabetes verursachen, wenn der Druck im Pankreasgang verändert ist oder Inselzell-Antikörper gebildet werden.

Insulinom

In der Klinik sind Insulin-sezernierende Tumoren die wichtigste Ursache der Hypoglykämie bei Nicht-Diabetikern. 85% dieser Tumoren sind gutartig, jedoch ist eine histologische Unterscheidung benigner und maligner Formen nicht möglich. Nur die metastasierenden Tumoren können sicher als maligne angesehen werden. Der Durchmesser der meisten Insulinome liegt zwischen 1 und 2 cm; sie können aber auch kleiner als 0,5 mm oder größer als 15 cm sein. Tumorresektion kann die Symptome erstaunlich schnell beseitigen. Vor einem chirurgischen Eingriff sollte man daher den abnorm vaskularisierten Tumorbereich anhand einer Angiographie genau lokalisieren. Ebenso kann man präoperativ seltene ektopische Veränderungen darstellen.

Auch bei Diabetikern treten Insulinome auf, jedoch nicht häufiger als in der Normalbevölkerung. Der immunchemische Nachweis der C-Peptidkette des Proinsulins hat die Diagnose bei insulinpflichtigen Diabetikern sehr erleichtert, da an der C-Peptid-Konzentration die endogene Insulinproduktion abgelesen werden kann.

Multiple Mikroadenome im Pankreas können von den B-Zellen ausgehen und vermehrt Insulin sezernieren, oder sie entstehen aus Gastrin-produzierenden Zellen und verursachen das Zollinger-Ellison-Syndrom. Dieses Syndrom ist durch Gastrinüberproduktion, Ulkusbildung und Diarrhoe gekennzeichnet.

Glukagonom

Tumoren der Glukagon-sezernierenden Alpha-Zellen führen zu geringgradigem Diabetes mellitus. Daher muß diese Diagnose erwogen werden, wenn Glykosurie zusammen mit nekrolytischem migratorischem Erythem, Gewichtsabnahme und Stomatitis auftritt **(2.29 und 2.30).**

3.2

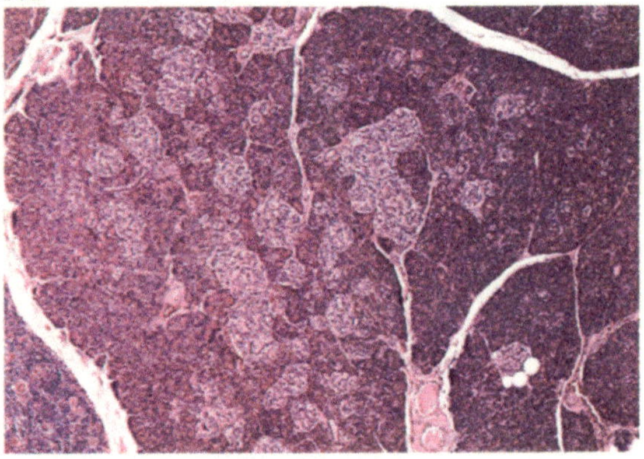

3.2 Inselzellhyperplasie bei adipösem Diabetiker. Pankreaspräparat mit Inselzellvermehrung. Das Pankreas reagiert so auf übermäßige Kohlenhydratzufuhr, trotz hoher Insulin-Plasmawerte kann jedoch die exzessive Glukoseaufnahme nicht kompensiert werden. *(H.E. × 30)*

3.3

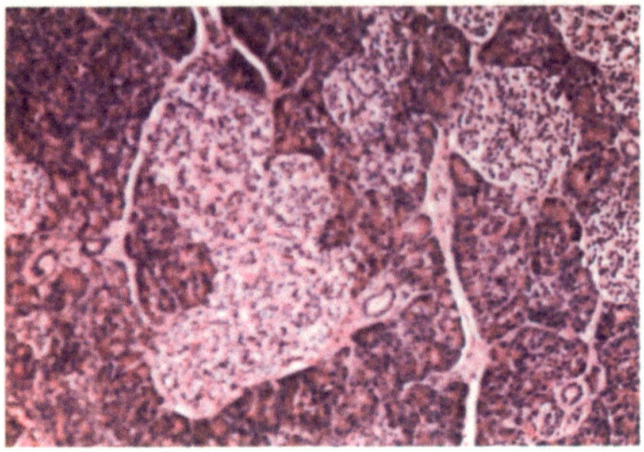

3.3 Hyperplastische Insel. Ausschnittvergrößerung aus **3.2.** *(H.E. × 80)* (siehe auch **5.8**).

3.4

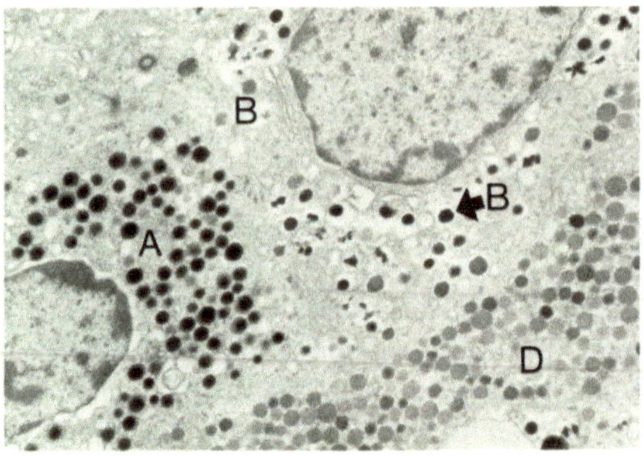

3.4 Inselzellen des Alpha-(A)-, Beta-(B)- und Delta-(D)-Typs. Elektronenmikroskopische Aufnahme *(× 6 000)*

3.5

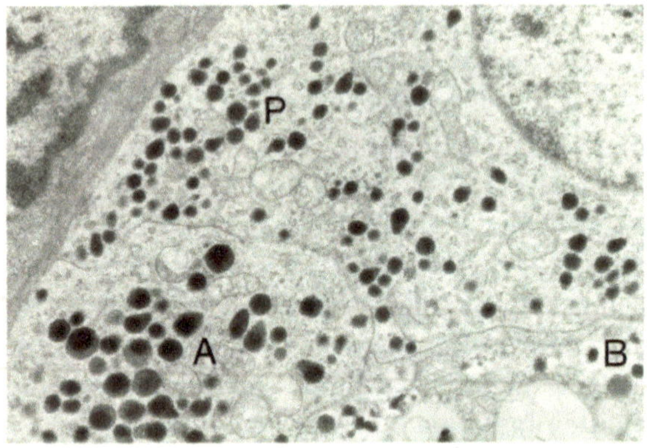

3.5 Alpha-(A)-, Beta-(B)- und PP-Zellen (P). Elektronenmikroskopische Aufnahme *(× 10 000)*

3.6

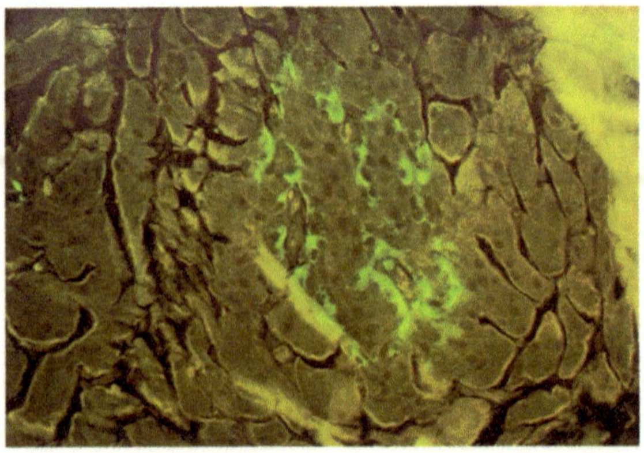

3.6 Menschliche Pankreasinseln mit markierten Glukagon-Antikörpern zum Nachweis des Hormons in den Alpha-Zellen. *(Immun-Peroxidase × 400)*

3.7

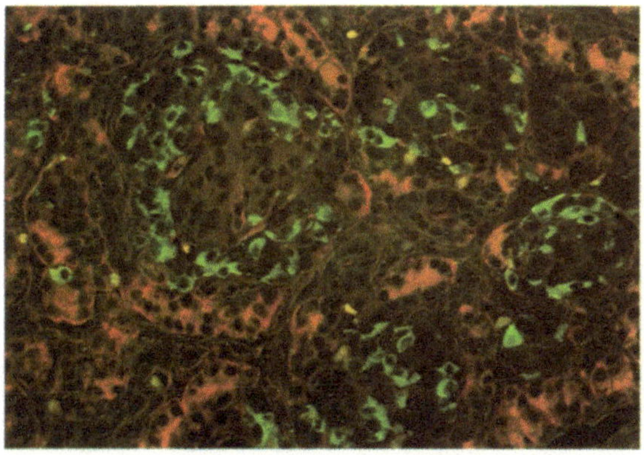

3.8

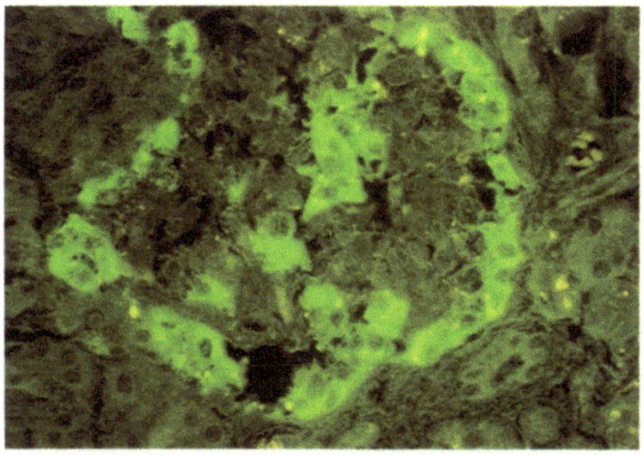

3.7 Menschliches Pankreas mit markierten Somatostatin-Antikörpern zum Nachweis des Hormons in den Delta-Zellen. *(Immun-Peroxidase × 400)*

3.8 Antikörper gegen das pankreatische Peptid (PP) zum Nachweis des Hormons in den PP-Zellen. *(Immun-Peroxidase × 400)*

3.9

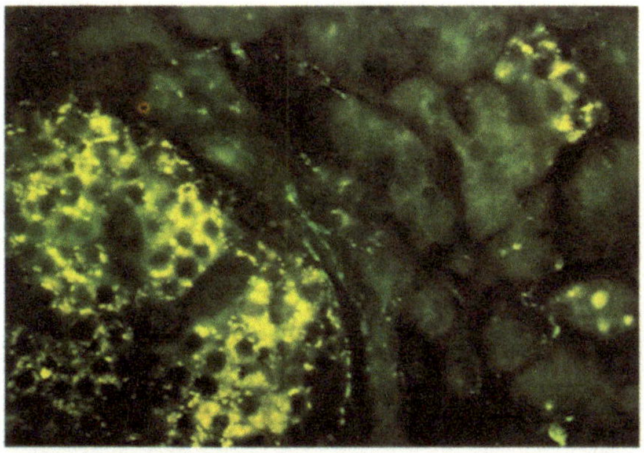

3.10

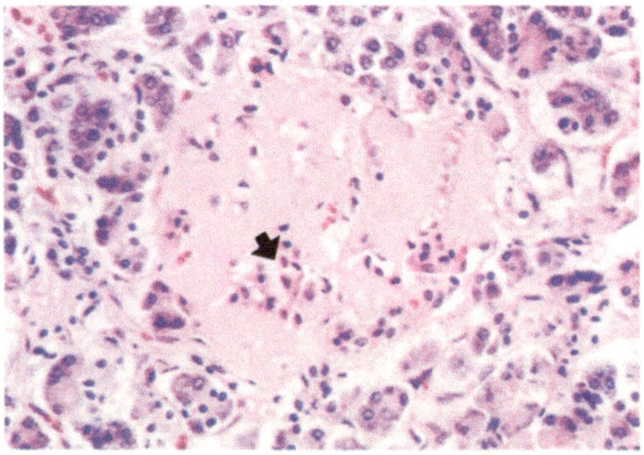

3.9 Menschliches Pankreas mit Antikörpern gegen das vasoaktive intestinale Polypeptid (VIP). VIP ist ein Neurotransmitter, den man in den hier sichtbaren, fädigen Nervenfasern um die Inselzellen findet. VIP bewirkt eine Insulinausschüttung, seine Bedeutung für den Diabetes ist jedoch ungeklärt. *(× 400)*

3.10 Hyalinisierung der Pankreasinseln. Rosa Hyalinmasse mit Inselzellresten (Pfeil). *(H.E. × 300)*

3.11 Herdartige Fettablagerungen und hyalinisierte Inselzellen. Verstreute Fettvakuolen und rosafarbene hyaline Masse in den Inseln. *(H.E. × 80)*

3.11

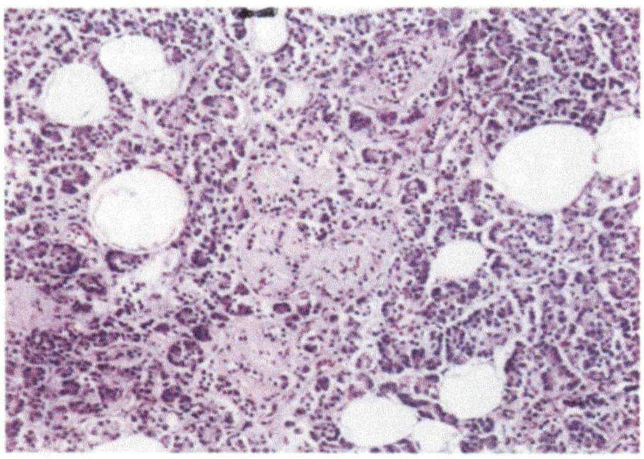

3.12

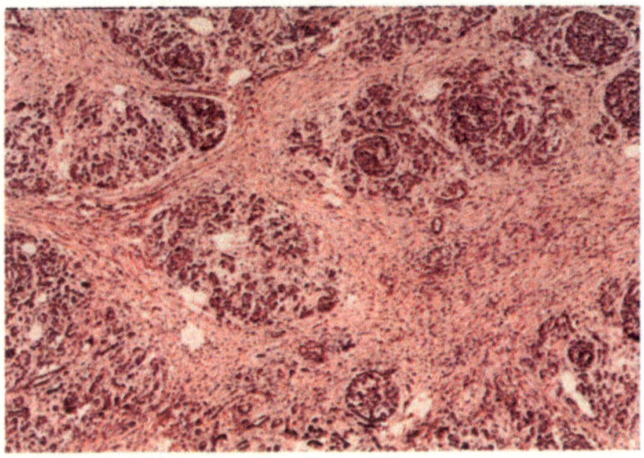

3.12 **Pankreasfibrose.** Ausgedehnte Fibrosierung im Interstitium. *(H.E. × 30)*

3.13

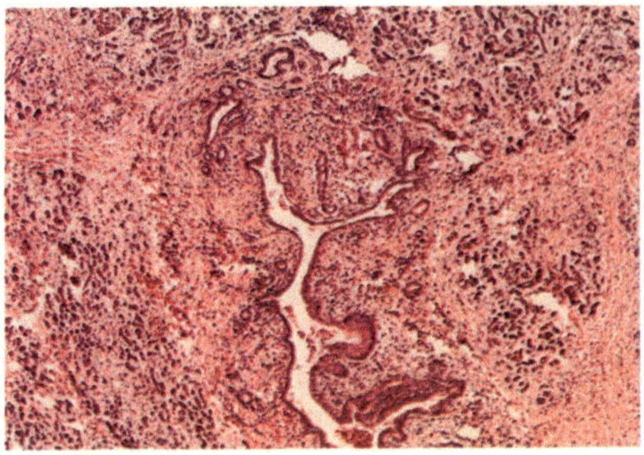

3.13 **Pankreasfibrose.** Periduktale Fibrosierung. *(H.E. × 30)*

3.14

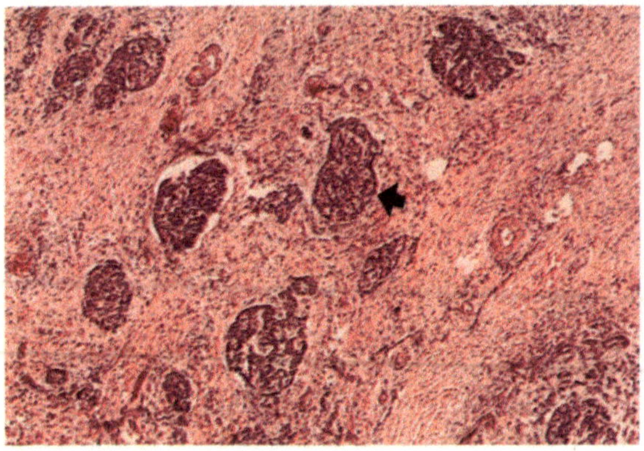

3.14 **Pankreasfibrose.** Ausgedehnte Fibrosierung im Interstitium bei weitgehend intakten Inseln (Pfeil). *(H.E. × 30)*

3.15

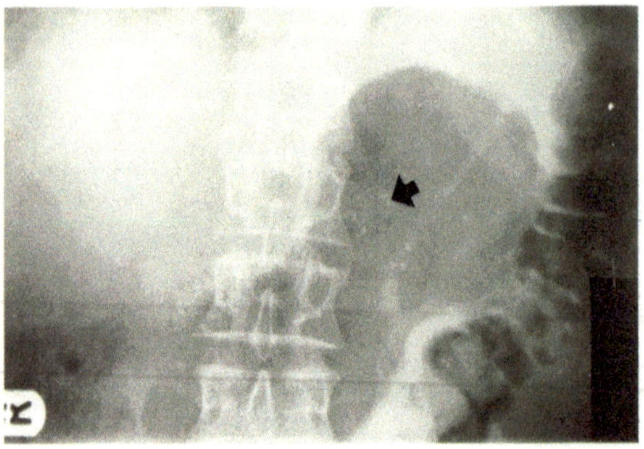

3.15 **Chronische Pankreatitis** mit Kalkablagerungen. Die Abdomenübersichtsaufnahme zeigt Kalkspritzer (Pfeil) im Pankreas hinter einer großen Luftblase im Magen.

3.16

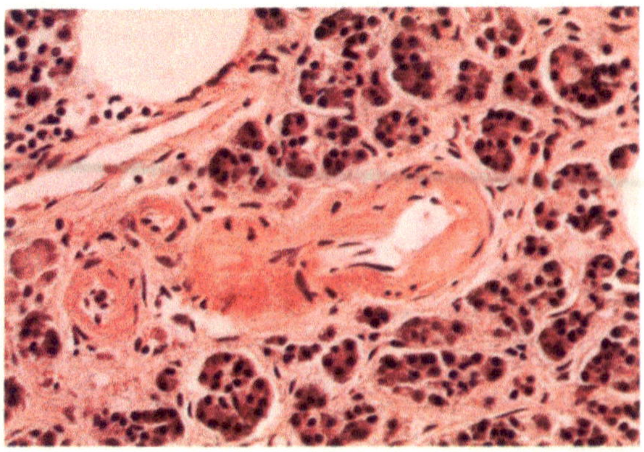

3.16 **Hyalinisierte Arteriole** im Pankreas. Autopsiebefund bei älterem, hypertonischem Diabetiker mit generalisierten arteriellen Gefäßveränderungen. *(H.E. × 300)*

3.17

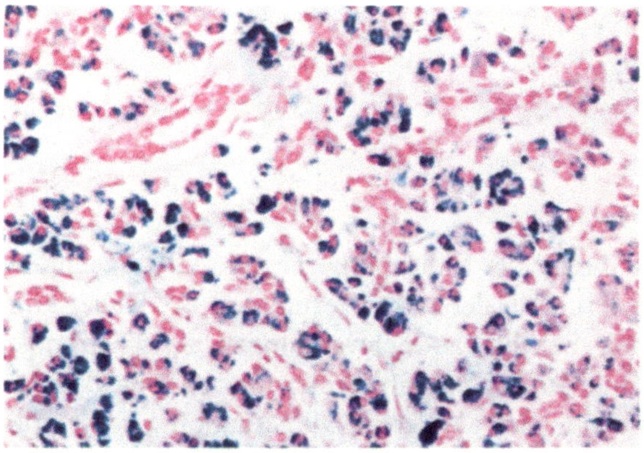

3.17 Hämochromatose. Blaugefärbte Eisenablagerungen im exokrinen Pankreasgewebe. *(Eisenfärbung × 150)*

3.18

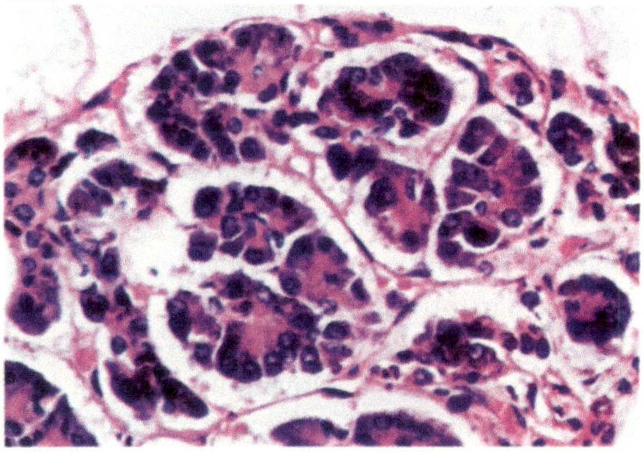

3.18 Hämochromatose. Eisenablagerung im Pankreasgewebe. *(H.E. × 400)*

3.19

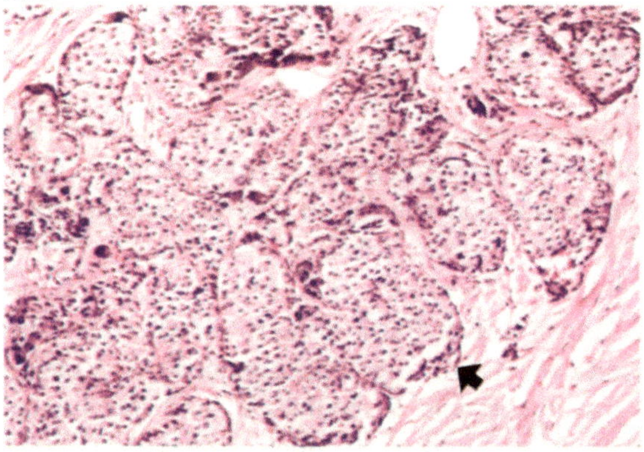

3.19 Inselzelladenom. Läppchenstruktur (Pfeil) der wuchernden Inselzellen. *(H.E. × 80)*

3.20

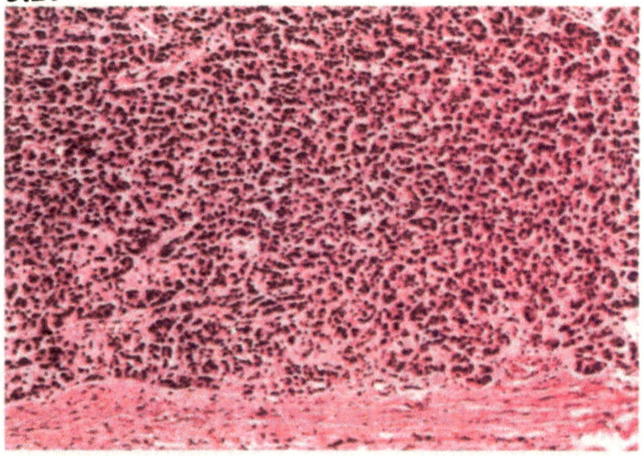

3.20 Inselzellkarzinom mit diffuser pleomorpher Struktur nach Zerstörung des normalen Inselaufbaus. *(H.E. × 80)*

3.21 Wenig differenziertes Adenokarzinom des Pankreas mit kleinem Bereich normalen Gewebes in der rechten oberen Ecke des Präparates. *(H.E. × 30)*

3.21

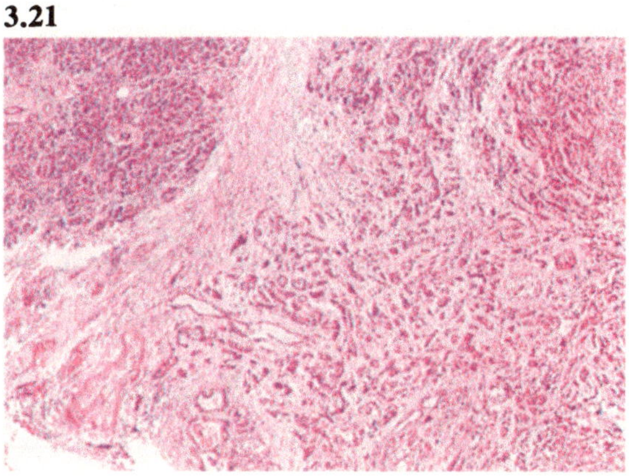

4. Die Leber

Diabetes mellitus hat eine erhebliche Störung des Intermediärstoffwechsels zur Folge. Trotzdem ist die Leber, das am stärksten am Kohlenhydratstoffwechsel beteiligte Organ, nur wenig in anderen biochemischen Funktionen beeinträchtigt. Auch ist sie nicht von den ernsten Langzeitkomplikationen des Diabetes betroffen, die das Nervensystem, die großen Blutgefäße sowie die kleinen Gefäße der Niere und Retina schädigen.

Bei frisch diagnostizierten oder schlecht eingestellten Diabetikern tastet man oft eine vergrößerte und weiche Leber. Histologische Untersuchungen zeigen Fettablagerungen, die sich aber zurückbilden, sobald der Diabetes richtig eingestellt wird.

Der Befund einer vergrößerten und festen Leber erhebt den Verdacht auf eine Hämochromatose oder ein in die Leber eingebrochenes Pankreasneoplasma mit sekundärem Diabetes. Ein erhöhtes Vorkommen der Leberzirrhose bei Diabetikern ist bekannt und erklärt sich vielleicht aus der häufigen Kombination der Leberzirrhose mit einer chronischen Pankreatitis. Glykogen-Speicherkrankheiten führen bei Kindern zur Hepatomegalie und in einigen Fällen zur Glukoseintoleranz. Die Beziehung zwischen Leber und Diabetes kann sehr komplex sein. Leberkranke zeigen oft eine ausgeprägte Hyperglykämie nach den Mahlzeiten, während bei Nahrungskarenz die Glykogenmobilisierung in der Leber vermindert ist. Daher können beachtliche Schwankungen zwischen postprandialen Hyperglykämien und Hypoglykämien beim Fasten auftreten. Die Situation wird kompliziert durch den verringerten Insulinabbau in der Leber. Dies begünstigt Hypoglykämien und verändert den Kohlenhydrat- und Fettstoffwechsel in den peripheren Geweben.

Die Leber ist an zwei wichtigen Stoffwechselkreisläufen beteiligt, die vom Diabetes betroffen sind: der Glukoneogenese und der Fettsynthese.

Glukoneogenese

Bei schwerem Insulinmangel wird die Leber mit gewaltigen Mengen freier Fettsäuren (FFS) überschwemmt, die von ihr zu Energielieferanten für die Glukosesynthese oxidiert werden. Dabei werden große Mengen von Ketonen freigesetzt und gelangen in den Blutkreislauf. Gleichzeitig erhält die Leber das für die Glukosebildung notwendige Pyruvat aus dem Proteinabbau und der Laktat-Produktion in den peripheren Geweben (siehe **4.1**). Dieser Prozeß, der eine nützliche Glukose- und Ketonreserve des Körpers für Hungerzustände darstellt, beschleunigt die Entstehung der

4.1

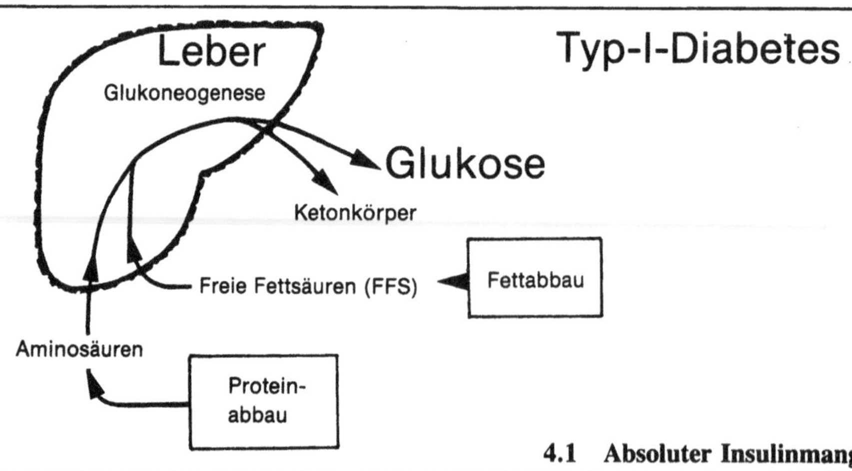

4.1 Absoluter Insulinmangel

Hyperglykämie und Ketoazidose beim schweren Insulinmangel des juvenilen Diabetes. Außerdem können die Streßhormone – Kortisol, Katecholamine, Glukagon und das Wachstumshormon – bei interkurrenten Erkrankungen einzeln oder kombiniert eine zum Insulin antagonistische Wirkung entfalten. Die dadurch ausgelöste Lipolyse peripheren Speicherfettes kann die Leber mit einer massiven Zufuhr freier Fettsäuren belasten, die die Glukoneogenese noch mehr anheizen. Die so entstandene Hyperglykämie überschreitet die Glukose-Schwellenkonzentration der Niere und verursacht eine osmotische Diurese. Außerdem geht die Freisetzung von Ketonkörpern weit über den Bedarf der Muskulatur und anderer Gewebe hinaus. Die Ketonkörper (β-Hydroxy-Butyrat, Azeto-Azetat und Azeton) überschwemmen das Blut mit organischen Säuren, die Folge ist eine Ketose und Azidämie. Letzteres führt zur tiefen Kussmaul'schen Atmung und zu einem charakteristischen Geruch des Atems, der von dem sich leicht verflüchtigenden Azeton herrührt.

Insulin ist das einzige Hormon, das die Glukoneogenese unterbrechen kann. Am schnellsten bremst es die Ausschüttung freier Fettsäuren aus dem Fettgewebe (antilipolytische Wirkung). Damit wird die Energiequelle für die hepatischen Glukoneogenese ausgeschaltet.

Fettsynthese

Während die vermehrte Glukoneogenese den Insulinmangeldiabetes charakterisiert, findet bei adipösen Diabetikern und bei Typ-II-Diabetes eine erhöhte Triglyzeridsynthese aus freien Fettsäuren in der Leber statt (siehe **4.2**). Die exzessive Kohlenhydrataufnahme des übergewichtigen, nicht behandelten Diabetikers fördert die Triglyzeridsynthese in der Leber. Alkohol, Kortisol sowie bestehende Lebererkrankungen wirken alle verstärkend in diese Richtung. Die Triglyzeride werden als leichtgewichtige Lipoproteine (VLDL, engl. very low density lipoproteins) oder als Prä-Beta-Lipoproteine ins Blut abgegeben. Neben den vorherrschenden Triglyzeriden bildet die Leber unter solchen Bedingungen auch vermehrt Cholesterin. Beide Formen der Lipidsynthese sind für die Fettleber des unbehandelten übergewichtigen Diabetikers verantwortlich. Bei einer zusätzlichen Lebererkrankung (oder bei exzessivem Alkoholgenuß) werden außerdem weniger Triglyzeride und Cholesterin in Prä-Beta-Lipoproteine umgewandelt. In solchen Fällen ist die Verfettung der Leber am ausgeprägtesten.

Obgleich die Fettleber für den übergewichtigen Typ-II-Diabetiker charakteristisch ist, können ähnliche Veränderungen auch bei schlecht eingestellten insulinpflichtigen Diabetikern entstehen. Insulinpflichtige Patienten können außerdem bei chronischer Insulinüberdosierung Glykogeninfiltrationen aufweisen, denn Insulin im Überschuß stimuliert die Glykogenspeicherung. Demzufolge kann man bei Patienten, die zwischen Insulin-Unter- und -Überdosierung pendeln, gleichzeitig Fett- und Glykogeneinlagerungen in der Leber finden.

4.2

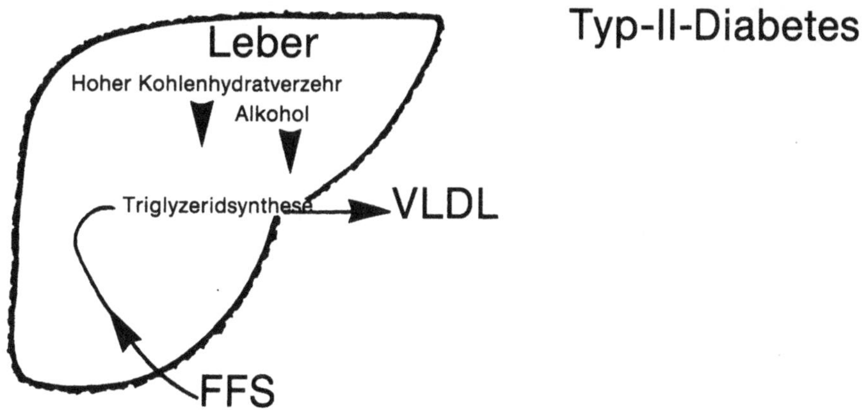

4.2 Relativer Insulinmangel

4.3

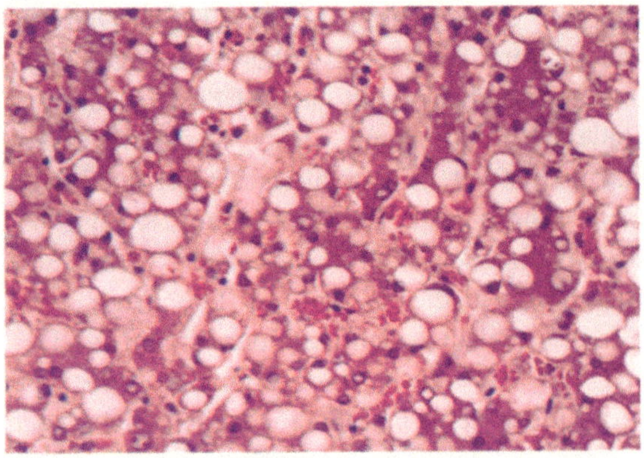

4.3 Fettleber. Diffuse Vakuolisierung der Hepatozyten, ein häufiger Befund bei frisch diagnostizierten oder schlecht eingestellten Diabetikern. *(H.E. × 200)*

4.4

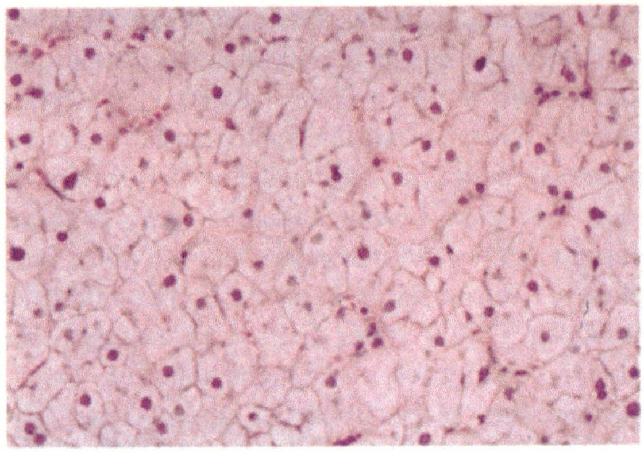

4.4 Glykogenspeichernde Leberzellen. Homogene, pflanzenartige Struktur, ein gelegentlicher Befund bei Patienten mit chronisch überhöhter Insulindosis. *(H.E. × 200)*

4.5

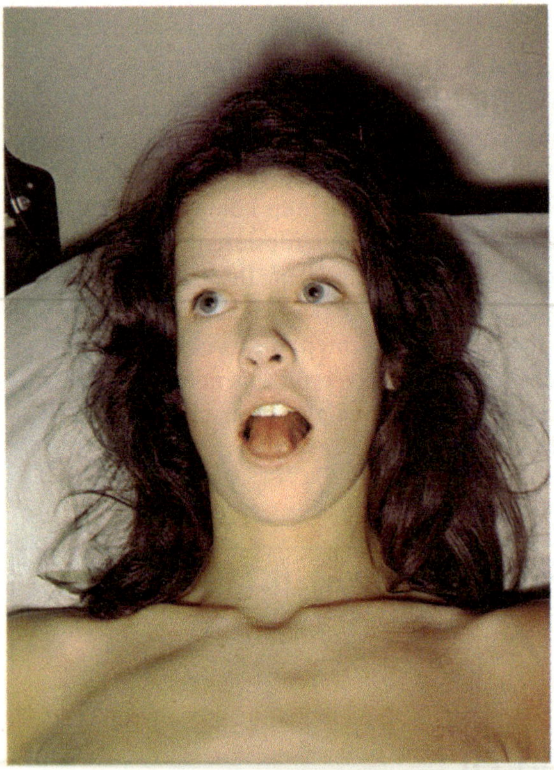

4.5 Ketoazidose bei einem jungen Mädchen; frisch diagnostizierter Diabetes.

4.6

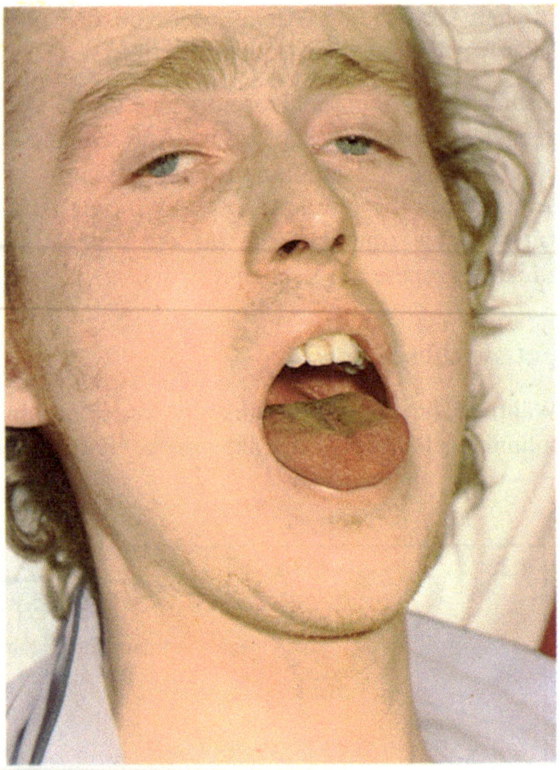

4.6 Ketoazidotisches Präkoma, ausgelöst durch morgendliches Auslassen der Insulinspritze wegen Übelkeit und Erbrechen.

4.7

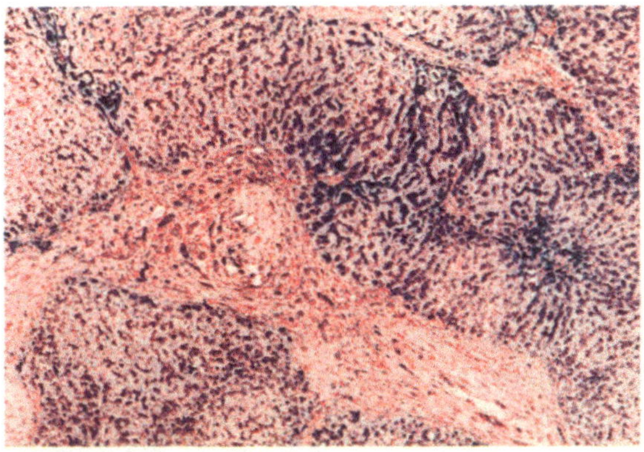

4.7 Hämochromatose. Blaugefärbte Eisenablagerungen in den Leberzellen und im fibrösen Bindegewebe. *(Berliner Blau × 30)*

4.8

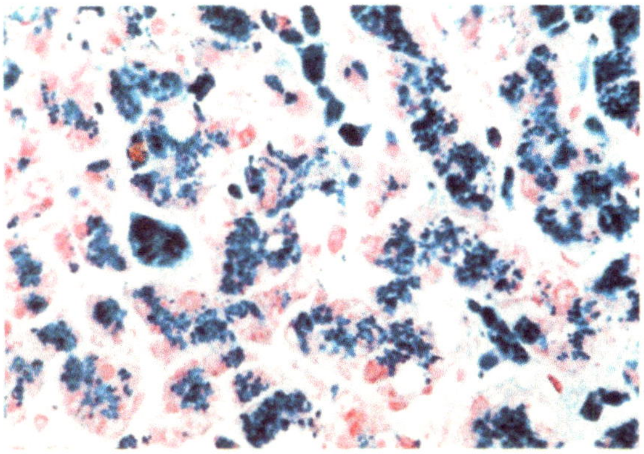

4.8 Hämochromatose. Leberzellen mit Eisenablagerungen, Ausschnittvergrößerung. *(Berliner Blau × 200)*

4.9

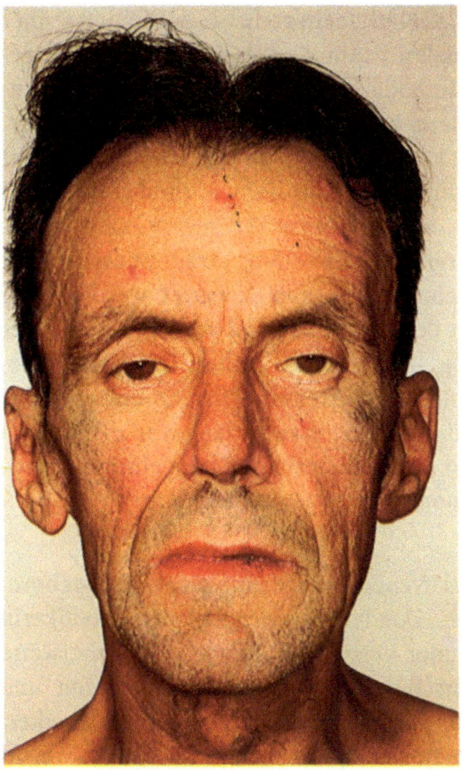

4.9 Leberzirrhose infolge von Alkoholkrankheit mit Diabetes mellitus. Spider naevi auf der Stirn, eingefallenes Gesicht. Diabetes ist eine häufige Komplikation der Leberzirrhose.

4.10

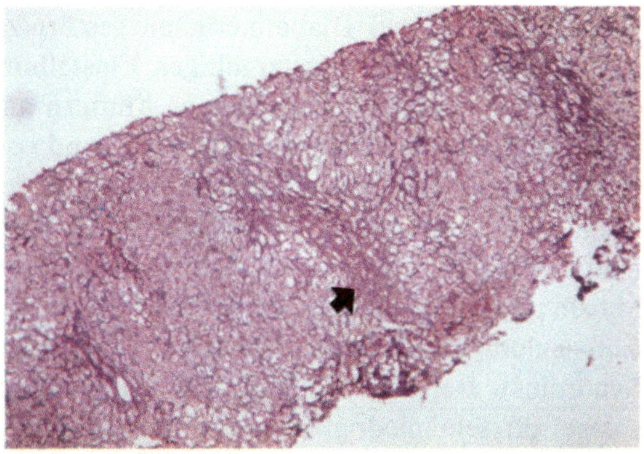

4.10 Fibröses Bindegewebe (Pfeil) und regenerierte Leberzellen, typisch für die Leberzirrhose bei Alkoholkrankheit. Biopsie-Präparat des Patienten von **4.9.** *(× 25)*

5. Schwangerschaft und Kind

Die metabolische Störung, die bei Müttern mit Diabetes vorliegt, führt zu Veränderungen beim heranwachsenden Fetus. Die Erhöhung des Blutglukosespiegels der Mutter wird über die Plazenta weitergegeben und führt zu einer erheblichen Hypertrophie der fetalen Inselzellen, besonders nach der 32. Schwangerschaftswoche. Ketoazidotische Episoden der Mutter können sich schädigend auf den fetalen Stoffwechsel auswirken. Ein schlecht eingestellter Diabetes der Mutter geht daher insgesamt mit einer hohen fetalen Sterblichkeit einher. Neben der Hyperglykämie und Ketose scheint auch das hormonale Gleichgewicht in der Schwangerschaft bei Diabetikerinnen gestört zu sein. Selbst bei einer mustergültigen Einstellung des Diabetes sind Neugeborene von Müttern mit Diabetes meist überdurchschnittlich groß und von Cushing-ähnlichem Aussehen: sie sind übergewichtig und plethorisch. Sie haben oft Ödeme, häufig befindet sich überschüssige Flüssigkeit in Magen und Lunge. Die Neugeborenen neigen zur Entwicklung eines Atemnotsyndroms (Membran-Syndroms). Bei der Geburt ist der Blutglukosespiegel oft sehr niedrig. Angeborene Mißbildungen sind bei Kindern diabetischer Mütter häufiger, insbesondere Mißbildungen des Skelettsystems wie z. B. sakrale Agenesie und Herzfehler.

Drei Maßnahmen der Schwangerenbetreuung bei Diabetikerinnen haben zu einem signifikanten Absinken der fetalen Sterberate geführt, so daß sie heute in leistungsfähigen Zentren kaum über der der Normalbevölkerung liegt.

Peinlich genaue Überwachung des Diabetes der Mutter. Gewöhnlich sind zwei Insulinspritzen täglich notwendig, manchmal auch drei. Es ist vorteilhaft, wenn die Patientin den Zuckergehalt des Blutes und Urins selbst überwacht. Die Diät sollte nahrhaft sein und regelmäßig eingenommen werden.

Eine enge Zusammenarbeit zwischen Hausarzt und Geburtshelfer ist absolut notwendig. Der Geburtshelfer sollte das Wachstum des Fetus ständig verfolgen. Die Größe kann mit klinischen Untersuchungsmethoden und vor allem mit der Ultraschalltechnik festgestellt werden. Regelmäßige Ultrasonogramme ermöglichen es, das Längen- und Kopfwachstum in Abhängigkeit von der Zeit zu bestimmen. Die fetale Lungenreifung kann anhand von Fruchtwasserzellen, die bei einer Amniozentese entnommen werden, beurteilt werden. Man bestimmt den Quotienten aus Lezithin- und Spingomyelinkonzentration (L/S-Quotient). Ein Quotient von 2 oder weniger läßt auf eine noch unreife Lunge schließen. Anhand dieser Daten kann der Geburtshelfer die Entscheidung über den optimalen Entbindungszeitpunkt und die geeignete Methode fällen. Bei sehr großen Foeten, insbesondere bei zusätzlichen Risiken wie z. B. Steißlage, kann in der 38. Woche ein Kaiserschnitt indiziert sein. Wenn das Baby normal groß ist und auch der L/S-Quotient zufriedenstellt, kann mit einer chirurgischen Einleitung der Geburt bis fast zum errechneten Termin gewartet werden. Der Zeitpunkt der Entbindung ist von entscheidender Bedeutung. Bei einer zu frühen Entbindung besteht infolge von Ateminsuffizienz ein erhöhtes Sterberisiko. Wartet man zu lange, so erhöht sich das Risiko des intrauterinen Todes eines übergroßen, plethorischen, ödematösen Babys.

Pflege des Neugeborenen auf einer Frühgeborenenstation. Das Neugeborene einer Diabetikerin bedarf immer besonderer Pflege. Möglicherweise muß überschüssige Flüssigkeit aus Magen und Lunge abgesaugt werden, oder der Blutzuckerspiegel ist zu niedrig, so daß Dextrose verabreicht werden muß. Möglicherweise ist eine metabolische Azidose oder eine Störung des Elektrolytgleichgewichtes zu beheben, oder mechanische Atemunterstützung wird notwendig. Freie Atemwege sind zu gewährleisten, die Pflege in einem Inkubator empfiehlt sich. Gewöhnlich kann nach 24 Stunden oral gefüttert werden.

5.1

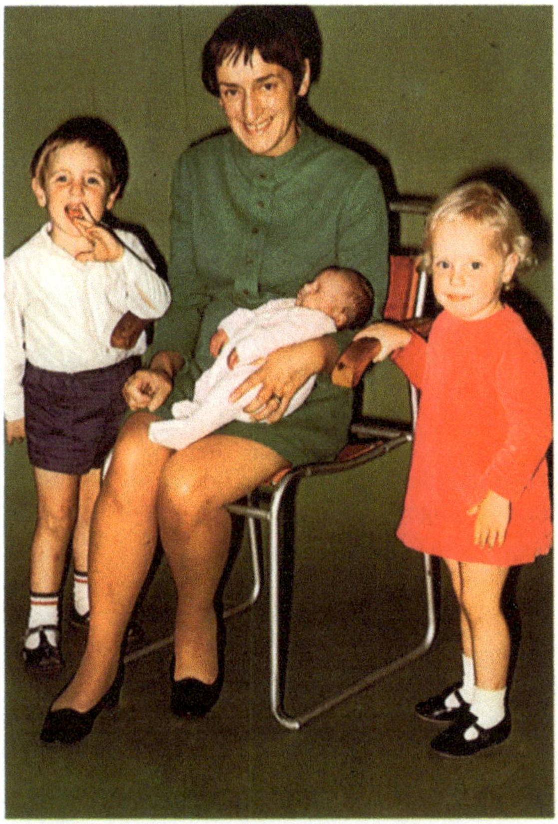

5.2

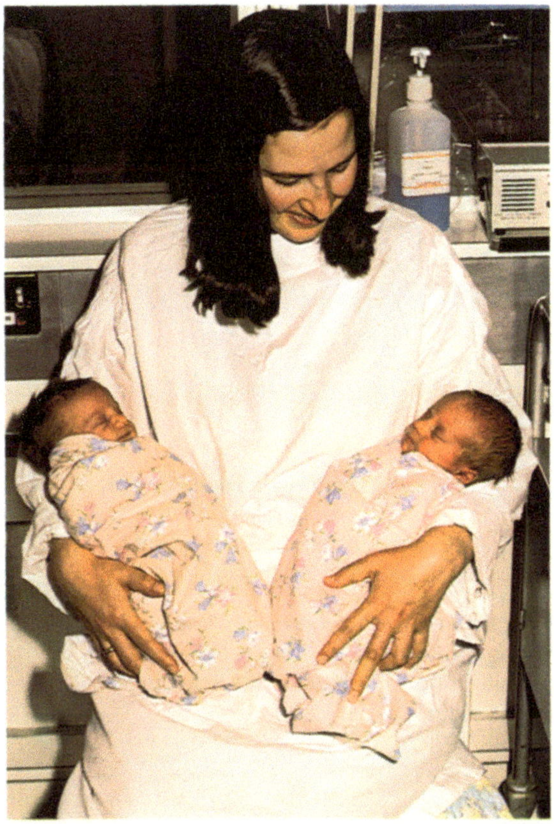

5.1 Mutter mit insulinpflichtigem Diabetes seit dem 18. Lebensjahr. Gut eingestellt mit zwei Insulinspritzen täglich. Drei erfolgreiche Schwangerschaften. Im allgemeinen ist einer Diabetikerin von mehr als zwei Kindern abzuraten, da die große Familie und der Diabetes zu einer erheblichen Belastung werden können.

5.2 Diabetikerin, die erfolgreich von eineiigen Zwillingen entbunden wurde. Kaiserschnitt in der 38. Woche.

5.3

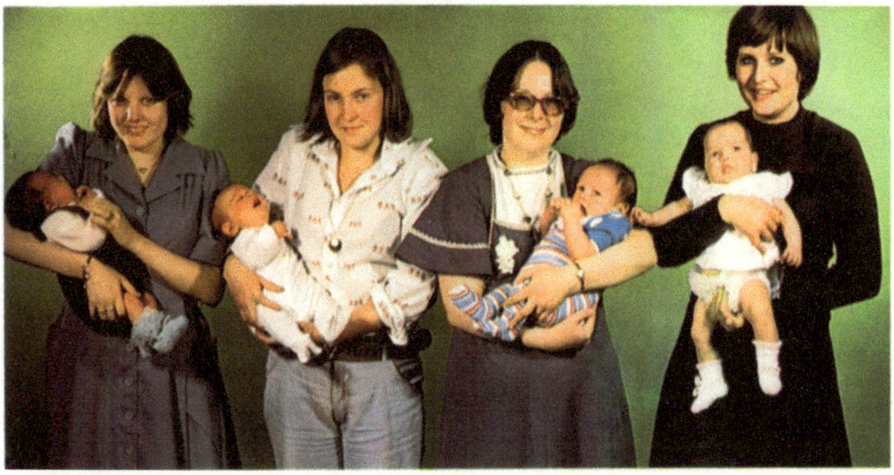

5.3 Vier Mütter mit Diabetes mellitus: alle entbanden in derselben Woche gesunde Säuglinge. Die zweite Mutter von links ist zusätzlich an Morbus Addison erkrankt und wird mit Kortison behandelt. In leistungsfähigen Kliniken liegt die fetale Sterblichkeit heute unter 5%, die Rate der Normalbevölkerung (2%) ist jedoch immer noch nicht erreicht.

5.4

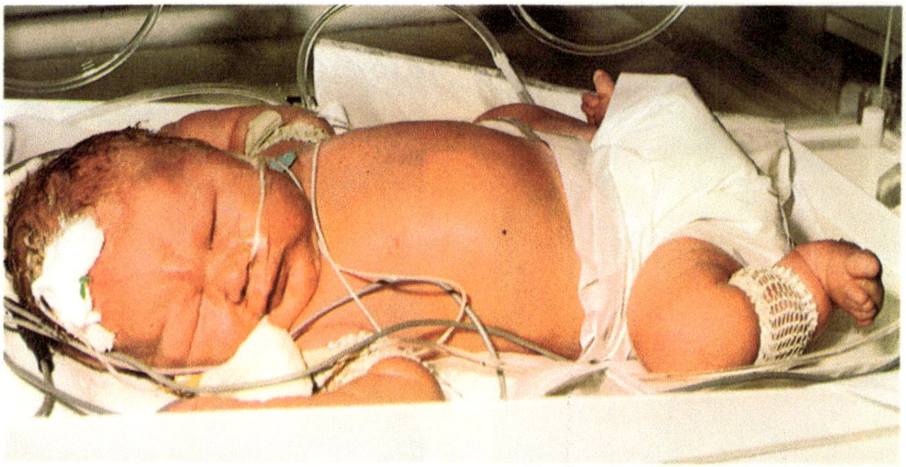

5.4 Kind einer Diabetikerin, in der 38. Woche entbunden. Übergroßes, ödematöses, plethorisches Kind. Behandlung auf einer Frühgeborenenstation mit zufriedenstellendem Verlauf.

5.5

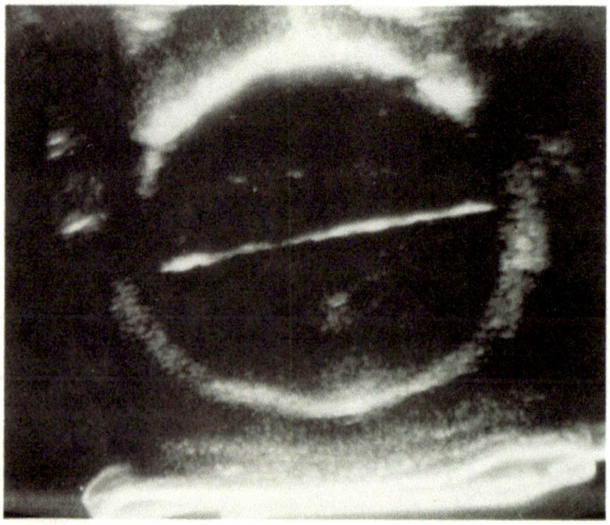

5.5 Biparietale Schädelmessung. Das Sonogramm zeigt die fetale Schädelmittellinie in der 33. Woche der Schwangerschaft einer Diabetikerin.

5.6

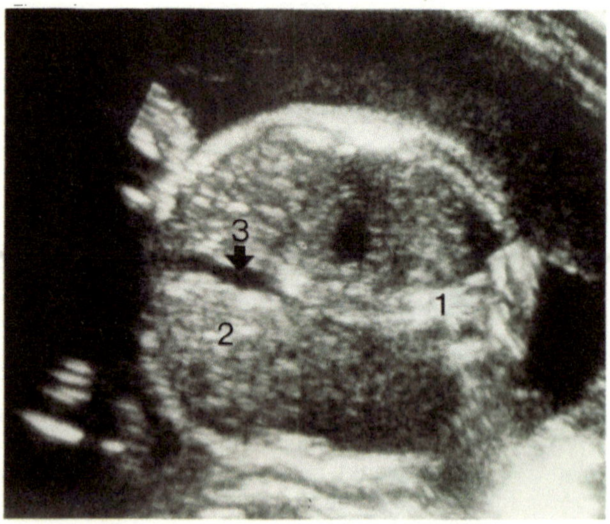

5.6 Fetusumfang. Anhand solcher Sonogramme kann man die Größe des Fetus in Beziehung zum Schwangerschaftsalter setzen. (1 = Wirbelsäule, 2 = Leber, 3 = V. umbilicalis)

5.7

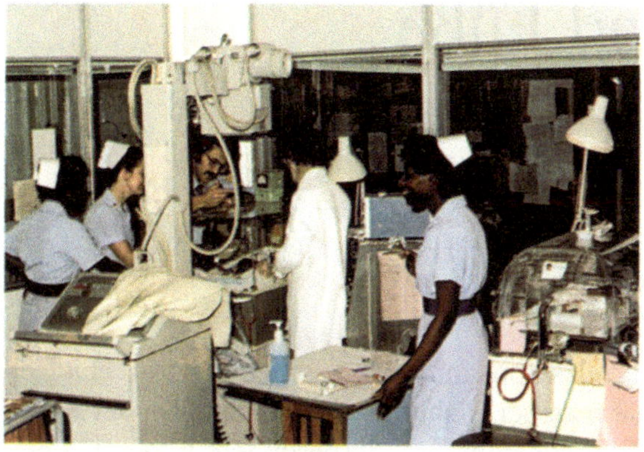

5.7 **Säuglingspflegestation.** Neugeborene von Diabetikerinnen werden anfänglich am besten auf solchen Stationen versorgt.

5.8

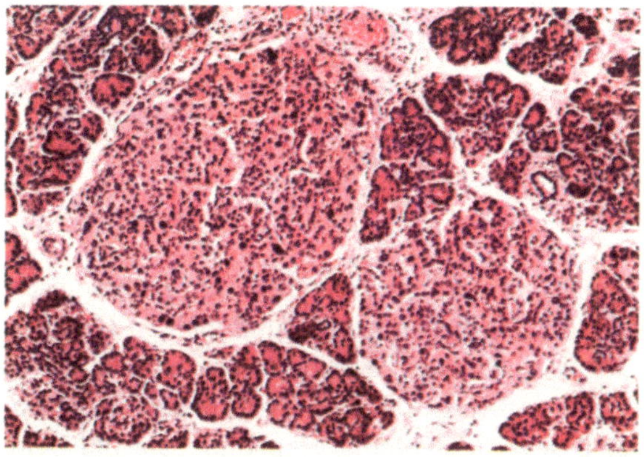

5.8 **Starke Hyperplasie** der Inselzellen des Pankreas bei einem totgeborenen Kind einer Diabetikerin, die während der Schwangerschaft schlecht eingestellt und unbetreut war. *(× 150)*

5.9

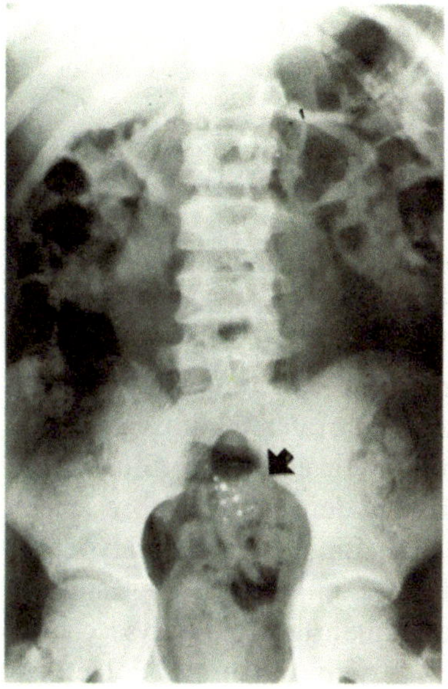

5.9 **Sakrale Agenesie** bei einem Kind. Das Fehlen des Kreuzbeins ist eine seltene angeborene Mißbildung, die bei Kindern von Diabetikerinnen häufiger auftritt. *(Röntgen-Leeraufnahme)*

5.10

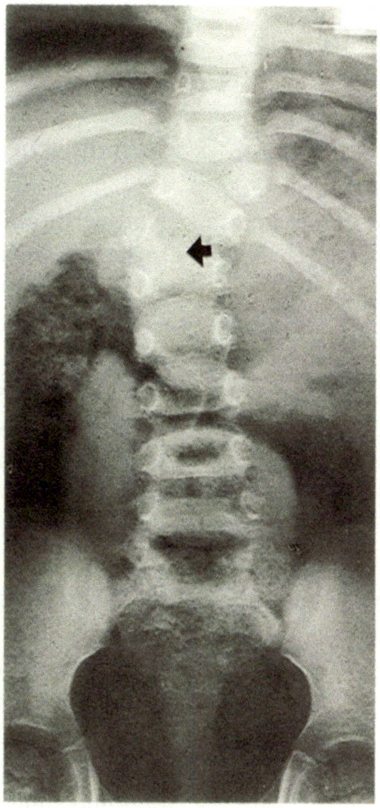

5.11

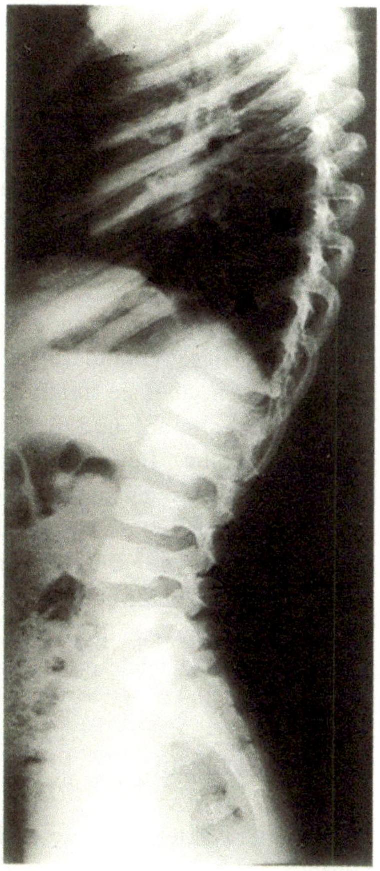

5.10 und 5.11 **Vertebrale Agenesie** (Pfeil) bei dem Neugeborenen einer Diabetikerin. *(p.a. und laterale Röntgenaufnahme)*

6. Gefäßerkrankungen und Füße

Diabetiker sind prädisponiert für pathologische Veränderungen an großen und kleinen Gefäßen. Die Bezeichnung Arteriosklerose umfaßt die eigentliche Arteriosklerose (Arteriosclerosis obliterans) sowie die Mediaverkalkung, obwohl beide Veränderungen getrennt voneinander auftreten. Als Mikroangiopathie bezeichnet man Veränderungen an den kleineren Blutgefäßen und Kapillaren, die in zahlreichen Organen, darunter Augen, Nieren, Haut und Herz, Ischämien verursachen.

Arteriosklerose

Die Arteriosklerose greift die großen und mittleren Arterien an und ist durch Fibrosierung der Intima und subintimale Bildung atheromatöser Plaques gekennzeichnet. Die atheromatösen Plaques können verkalken und ulzerieren, wodurch eine rauhe Oberfläche entsteht, die die Anheftung von Thromben und resultierende Gefäßverschlüsse begünstigt. Diese Veränderungen sind nicht diabetesspezifisch, aber sie treten bei Diabetikern in jüngeren Jahren auf und befallen meist gleich mehrere Gefäße. Bei Nicht-Diabetikern findet man die Arteriosklerose am häufigsten an den größten Gefäßen, d. h. Aorta, Aa. iliacae, femorales und popliteae. Bei Diabetikern sind vermehrt kleinere Gefäße betroffen wie die Aa. tibiales und auch die Aa. popliteae, nur selten die Aorta und die Aa. iliacae.

Mediaverkalkung

(Mönckeberg-Sklerose). Dieser Typ der Arteriosklerose tritt vor allem bei lange bestehendem Diabetes unabhängig vom Alter des Patienten auf. Man kann Mediaverkalkungen oft auf Röntgenaufnahmen der Gefäße des Beckens, der Extremitäten und manchmal auch der Finger erkennen. Die Durchblutung und Funktion der Gefäße muß nicht unbedingt beeinträchtigt sein.

Mikroangiopathie

In elektronenmikroskopischen Untersuchungen hat man bei Diabetikern Verdickungen der Kapillarbasalmembranen, insbesondere in den Glomeruli und in der Retina, gefunden. Dieses Phänomen ist sozusagen die Visitenkarte des langbestehenden Diabetes. Im allgemeinen läßt sich der Grad der Verdickung eher mit der Krankheitsdauer als mit anderen erfaßbaren Faktoren korrelieren. Folge der Veränderungen sind Verschlüsse der kleinen Gefäße mit Ischämien der betroffenen Gewebe (siehe Kapitel 9 und 10).

Ischämische Myokardkrankheit

Koronarthrombosen sind zur häufigsten Todesursache bei Diabetikern geworden. Darüber hinaus zeigt auch ein hoher Anteil der nicht-diabetischen Herzinfarktpatienten eine abnorme Änderung des Blutglukosespiegels bei oraler Glukosegabe. Die Beziehung zwischen einem abnormen Glukosemetabolismus, Insulin und der Atheromatose scheint sehr komplex zu sein. Eine chronische Hyperglykämie infolge nicht oder schlecht eingestelltem Diabetes hat eine vermehrte Mukopolysaccharidsynthese in den Arterienwänden zur Folge, was die Festsetzung von leichtgewichtigen Lipoproteinen (VLDL) begünstigt. Insulinmangel ist also atherogen. Aber auch eine erhöhte Insulinkonzentration im Blut stimuliert die Atherombildung über einen anderen Mechanismus. Insulin hemmt die Entfernung der Lipide von den Arterienwänden und steigert gleichzeitig die Lipidsynthese in der Leber. Bei vielen übergewichtigen Erwachsenen-Diabetikern aber auch bei insulinpflichtigen juvenilen Diabetikern zirkuliert zeitweise überschüssiges Insulin im Blut, besonders bei Nahrungskarenz. Am anfälligsten für Atherombildung sind wohl schlecht eingestellte Diabetiker mit großen Schwankungen zwischen Hyperglykämien und Insulin-induzierten Hypoglykämien. Diabetiker zeigen außerdem eine Tendenz zur erhöhten Plättchenadhäsion und Agglutination, verminderter fibrinolytischer Aktivität und erhöhter Blutviskosität bei hohen und niedrigen Scherkräften – alles Faktoren, die die Thrombosebildung in atheromatösen Gefäßen fördern.

Die epidemiologischen Risikofaktoren für Atherome (Übergewicht, Hypertonie, Hypercholesterinämie) sind alle bei Diabetikern häufiger vorhanden als in der Normalbevölkerung. In jeder Bevölkerungsgruppe, ob mit hoher oder niedriger Prävalenz für arterielle Verschlußkrankheiten, bewirkt Diabetes eine Verdreifachung der klinisch manifesten Fälle von Arteriosklerose. Bei Diabetikerinnen entfällt das normalerweise niedrigere Risiko des weiblichen Geschlechts.

Trotz der beschleunigten Atherombildung unterscheiden sich die pathologischen Veränderungen an den Blutgefäßen nicht wesentlich von denen bei Nicht-Diabetikern. Diabetiker zeigen eine stärkere Tendenz zu komplizierten Läsionen, wie Plaque-Fissuren, Rupturen und Ulzerationen; meist ist ein größerer Gefäßwandabschnitt betroffen und die atheromatösen Plaques dehnen sich auch auf kleinere Gefäße aus. Die Mikroangiopathie mit Verdickung der Kapillarwände im Myokard kann einen Herzinfarkt verschlimmern oder zur ischämischen Muskelfibrose ohne Gefäßverschluß und ohne andere gravierende Veränderungen der Koronararterien führen.

Periphere Gefäßerkrankungen

Arterielle Stenosen oder kleine Verschlüsse in Beinen und Füßen führen oft zur Claudicatio intermittens. In Ruhe können ischämische Schmerzen mit Kälteempfindungen auftreten. Mitunter können durch Thrombusbildung in stenosierten Gefäßen, dislozierte atheromatöse Plaques oder verschleppte Emboli aus dem Herzen ganz plötzlich auftretende Gefäßverschlüsse entstehen, die oft von heftigen, nicht nachlassenden Schmerzen begleitet sind.

Die Untersuchung der Beine auf arterielle Insuffizienz verlangt die sorgfältige Inspektion von Haut, Haaren und Nägeln. An Füßen und Unterschenkeln kann die Haut atrophisch und haarlos sein, die Füße sind oft kalt. Die Aa. dorsalis pedis und tibialis posterior sollten am Fuß und die Aa. poplitea und femoralis am Bein aufgesucht werden. Ein Gefäßgeräusch über der A. femoralis zeigt eine deutliche Stenosierung an. Mit Hilfe eines Oszillogramms, Längsrheogramms oder Venenverschluß-Plethysmogramms kann man sich ein genaues Bild von der Pulsamplitude in verschiedenen Abschnitten des Oberschenkels, der Wade und des Fußes verschaffen. Wenn ein chirurgischer Eingriff erwogen wird, ist die Arteriographie von unschätzbarem Wert. Bei transfemoraler Injektion können unzweideutige Aussagen über Perfusion, Größe und Regelmäßigkeit der Arterienverzweigungen vom Ursprung der A. iliaca externa bis zum Fußpuls gemacht werden.

Füße

Insbesondere beim älteren Diabetiker spielt die Fußpflege eine entscheidende Rolle für die Prävention von Behinderungen. Die Füße entgleiten oft der Körperwahrnehmung des Diabetikers. Schlechtes Sehvermögen verhindert die optische Wahrnehmung der Füße und der Sensibilitätsverlust nimmt die Schmerzempfindung. Daher kann nur ein bewußtes Pflege- und Inspektionsprogramm unnötige Schädigungen durch Drucktraumen oder Hitze verhindern. Aus drei Gründen können beim Diabetiker kleinste Verletzungen schwere Folgen haben. Erstens bewirkt die Ischämie eine Unterversorgung und ein allmähliches Absterben der Gewebe, besonders der Haut. Zweitens dämpft die Neuropathie die Schmerzempfindung, so daß Traumen leicht unbemerkt und schmerzlos bleiben. Drittens vermehren sich Bakterien besonders schnell bei erhöhter Blutglukose und gleichzeitig verminderten Abwehrmechanismen der Gewebe infolge der Minderdurchblutung. Die Kombination von Ischämie, Neuropathie und Spontaninfektionen führt zu einer chronischen schmerzfreien Sepsis der Haut, der darunter liegenden Gewebe und des Knochens. Gefäßverschlüsse verursachen Hautulzera oder Gangräne, je nach Größe der obliterierten Gefäße und Versorgung durch Kollateralen.

6.1 Unspezifische Angiopathie der großen Blutgefäße.

6.1

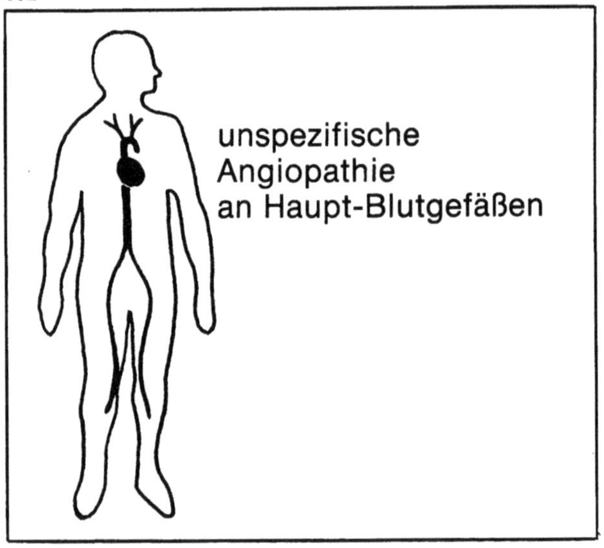

6.2 Unspezifische Angiopathie der Koronar-, Zerebral- und Beingefäße.

6.2

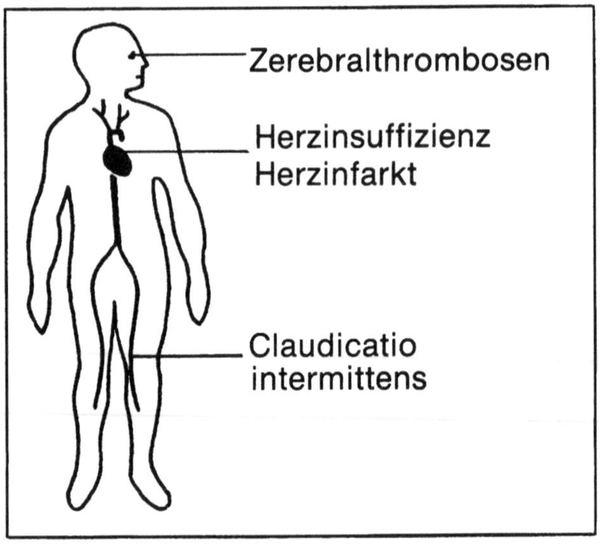

6.3 Spezifische diabetische Mikroangiopathie in Retina, Glomeruli und Digitalkapillaren der unteren Extremität.

6.3

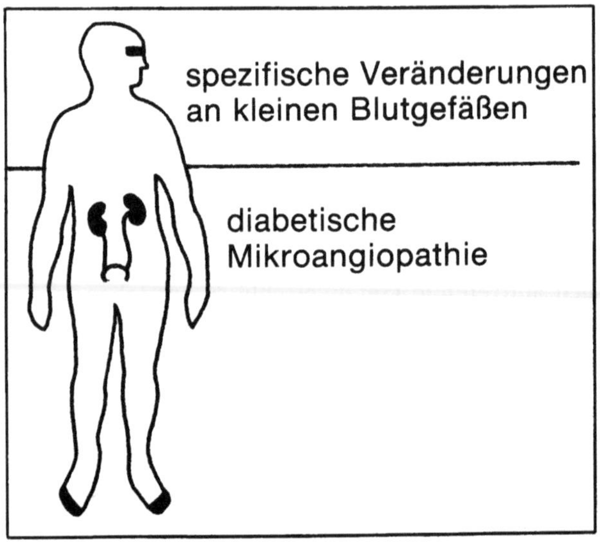

6.4 Kardiomegalie. Akutes Linksherzversagen. Lungenödem bei einem 62jährigen Diabetiker, der kurz nach einem Myokardinfarkt auf eine Intensivstation aufgenommen wurde. Diabetiker, besonders Frauen, haben eine schlechtere Prognose und häufigere Komplikationen nach Herzinfarkten als Nicht-Diabetiker.

6.4

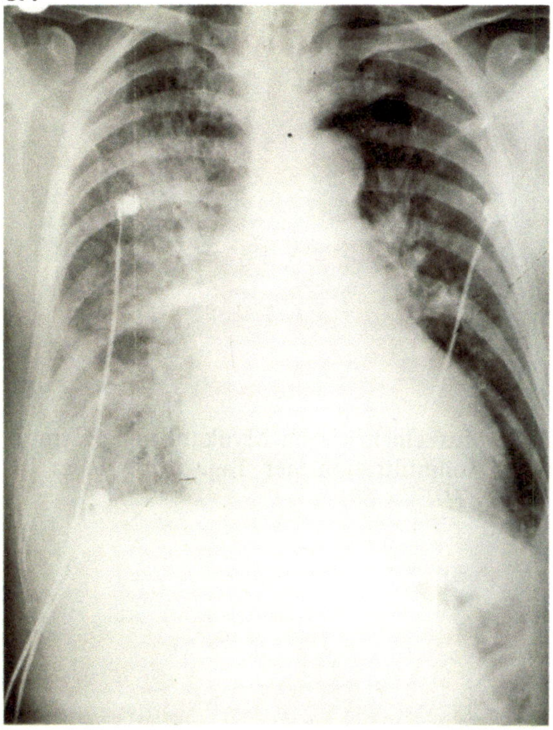

6.5 Atheromatöse Plaque und ausgedehnte Cholesterinablagerung (bläßlicher Streifen weiter unten) in einem Aortapräparat. *(MSB × 16)*

6.5

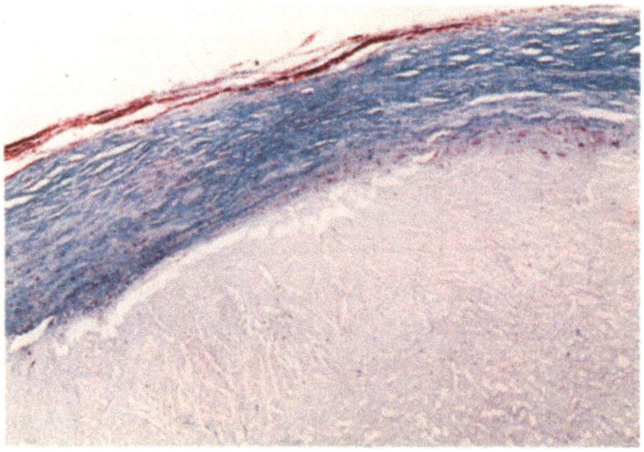

6.6 Koronararterienverschluß durch frischen Thrombus. *(H.E. × 16)*

6.6

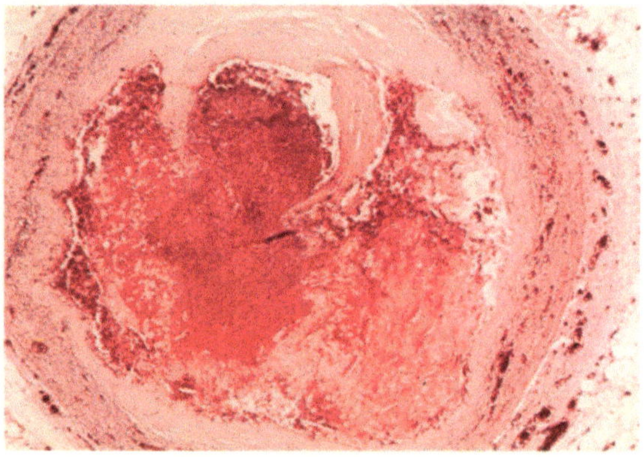

6.7

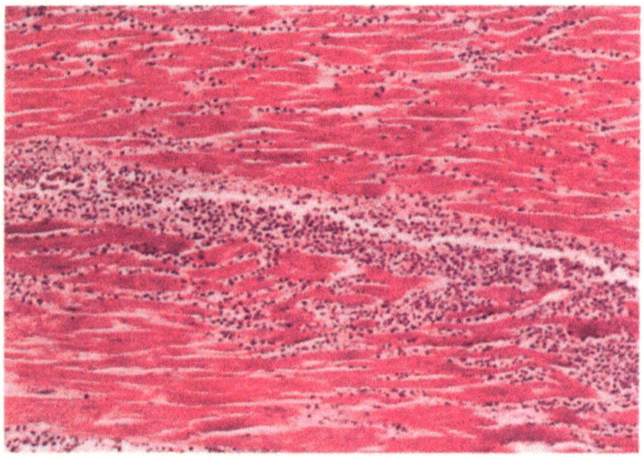

6.8

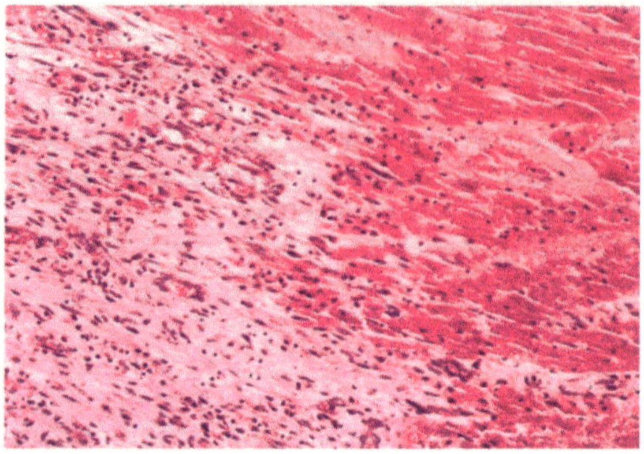

6.7 Muskelnekrose im Myokard mit polymorpher Zellinfiltration vier Tage nach einem Infarkt. *(H.E. × 80)*

6.8 Frühe Regenerationsphase mit einsprossenden Blutgefäßen, Leukozyten und fibroblastischem Bindegewebe im Myokard 14 Tage nach einem Infarkt *(H.E. × 80)*

6.9

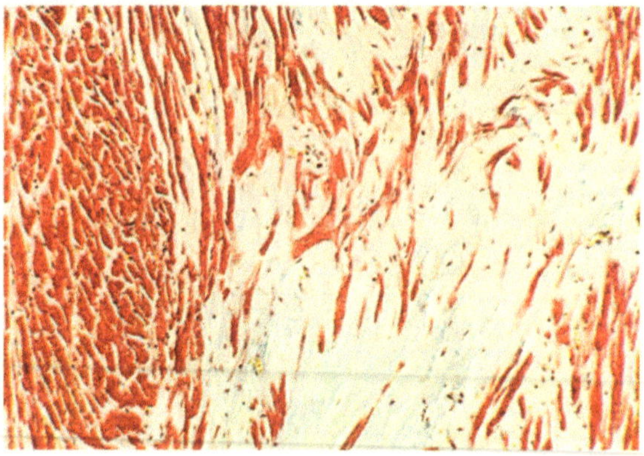

6.10

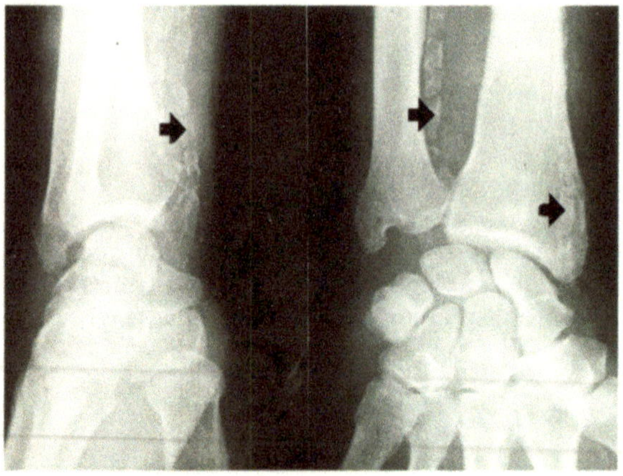

6.9 Myokard, drei Monate nach einem Infarkt mit ausgedehntem blaßgrünem Bindegewebe. *(Masson Trichromfärbung × 80)*

6.10 Mönckeberg-Sklerose. Unterarm und Handgelenke mit ausgedehnten Kalkablagerungen in den Aa. radialis und ulnaris.

6.11 Gefäßverkalkungen am Fuß bis in die zarten Plantararterien (Pfeil) bei einem 48jährigen insulinpflichtigen Diabetiker. Vaskuläre Kalkablagerungen treten bei Diabetikern früher und in kleineren Gefäßen als beim Nicht-Diabetiker auf.

6.11

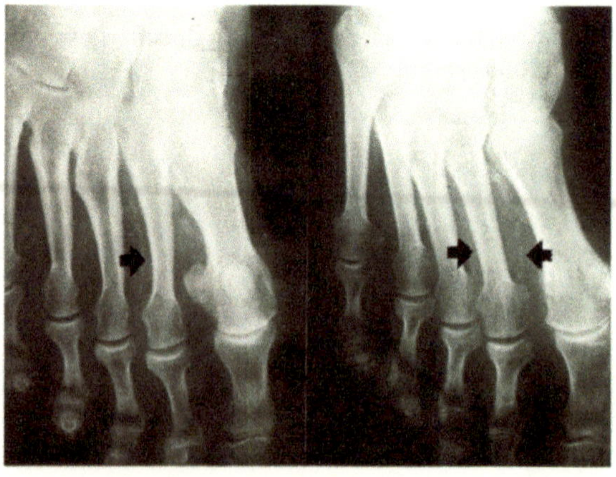

6.12

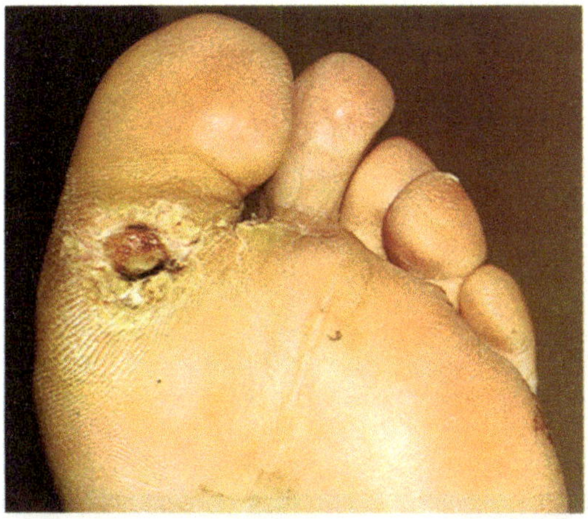

6.12 Typisches trophisches Ulcus an Druckstelle. Sensibilitätsverlust, Ischämie und Sepsis begünstigen solche Läsionen beim Diabetiker.

6.13

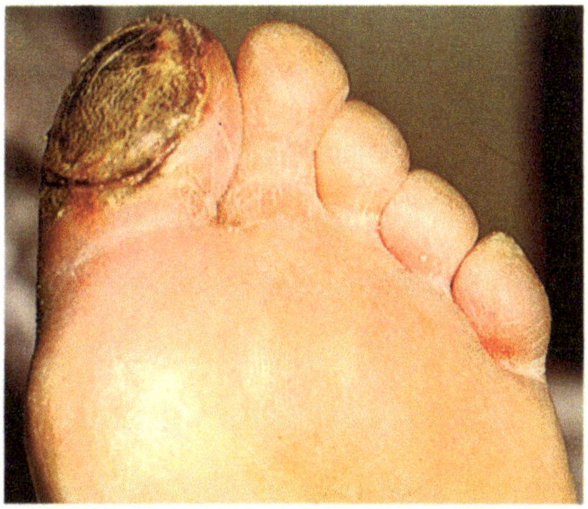

6.13 Oberflächliche ischämische Nekrose der Großzehe verursacht durch schlecht sitzenden Schuh.

6.14

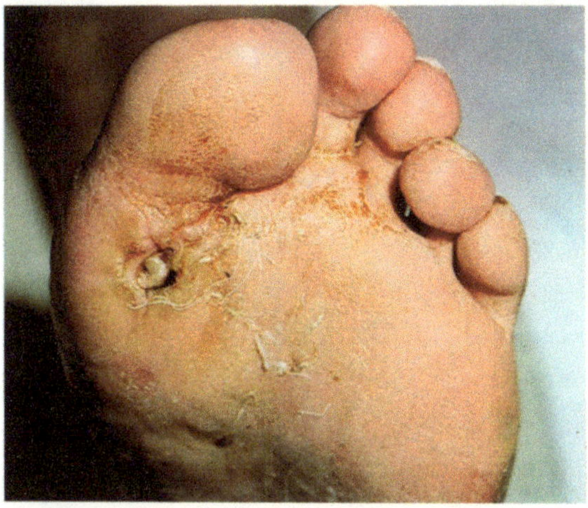

6.14 Eiterndes Ulcus im Ballenbereich der Großzehe zusammen mit Osteomyelitis des ersten Metatarsalköpfchens.

6.15

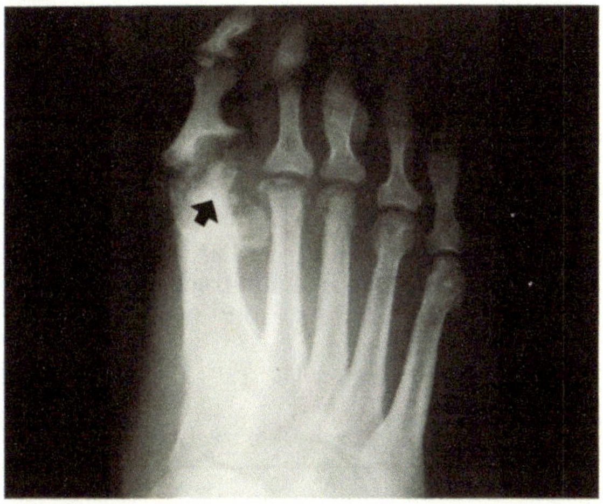

6.15 Osteomyelitis desselben Patienten (**6.14**) in Röntgendarstellung.

6.16

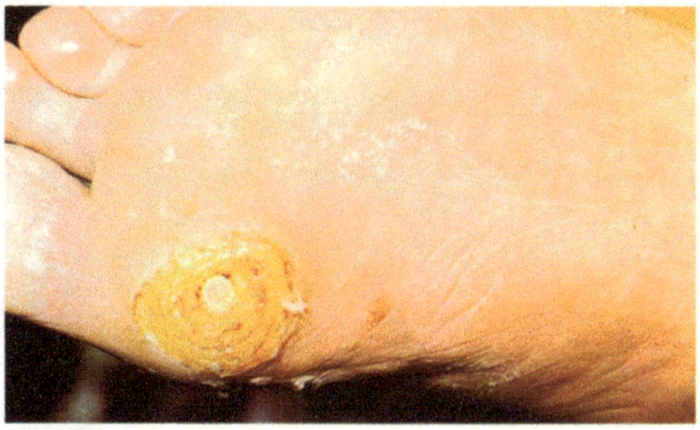

6.16 Trophisches Ulcus mit ausgeprägter Hyperkeratose.

6.17

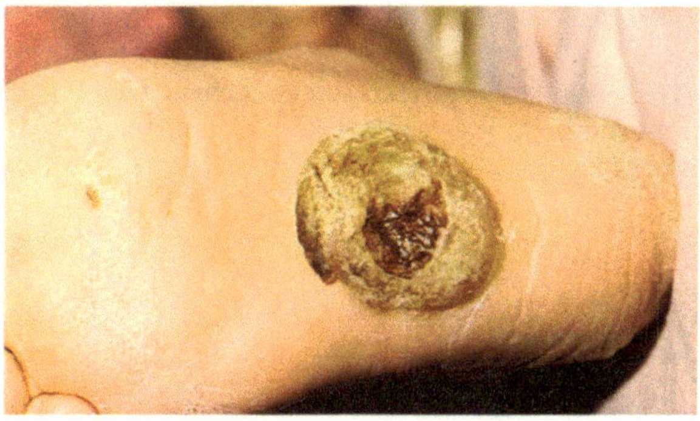

6.17 Trophisches Ulcus mit Hyperkeratose an der Fußsohle ähnlich wie **6.16.**

6.18 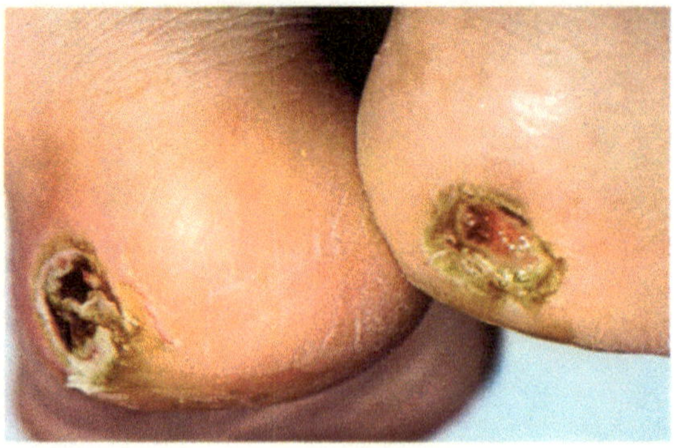

6.18 Ulzerationen im Hackenbereich, entstanden durch drückende Schuhe.

6.19 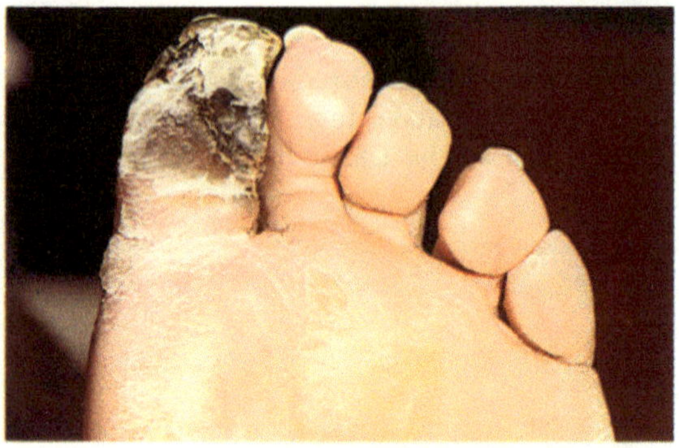

6.19 Schmerzlose, trockene Gangrän der rechten Großzehe, die nicht bemerkt wurde (Typ-II-Diabetikerin).

6.20 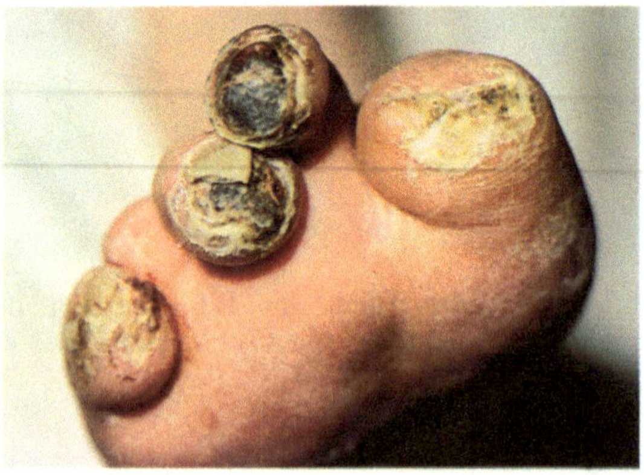

6.20 Periphere Ischämie und trockene Gangrän durch Verschluß der Äste der A. dorsalis pedis.

6.21 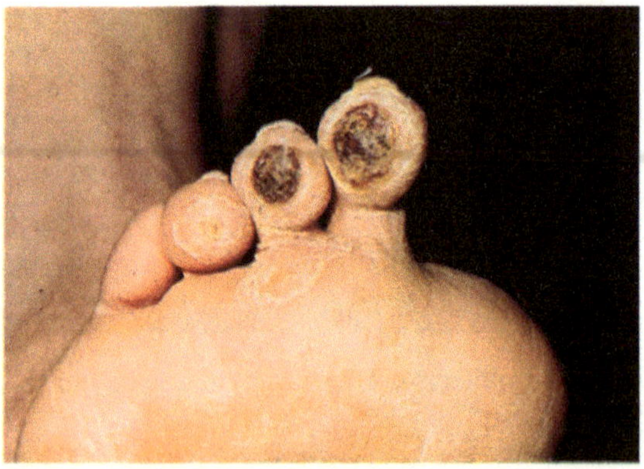

6.21 Schmerzlose Nekrosen an Zehen. Der Patient war beim Wärmen der Füße vor einem elektrischen Ofen eingeschlafen.

6.22

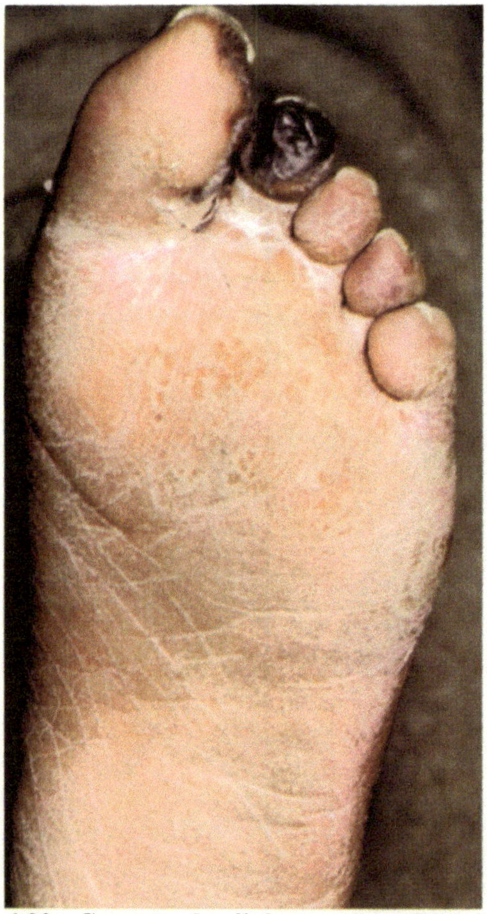

6.22 **Gangrän der linken zweiten Zehe** bei einem Diabetiker. Bei guter Blutversorgung ist eine konservative Behandlung möglich. Beachte die schuppige Haut der Fußsohle.

6.23

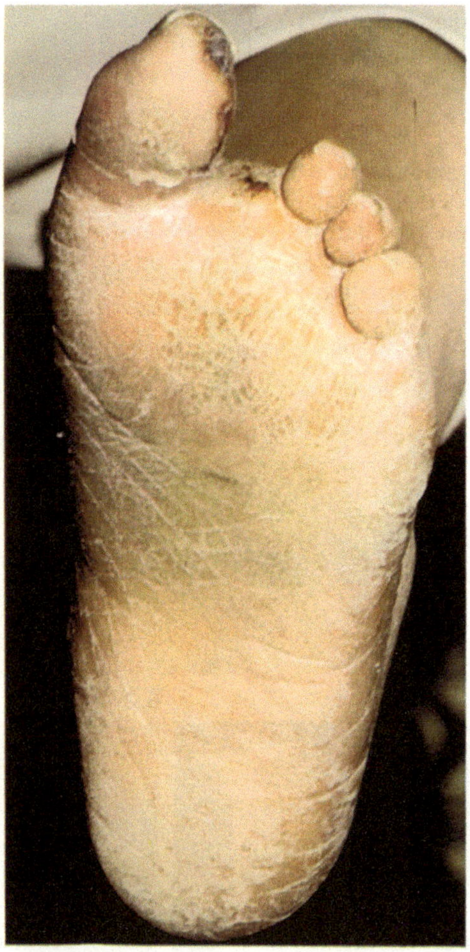

6.23 **Lokal begrenzte Amputation** bei demselben Patienten (**6.22**).

6.24

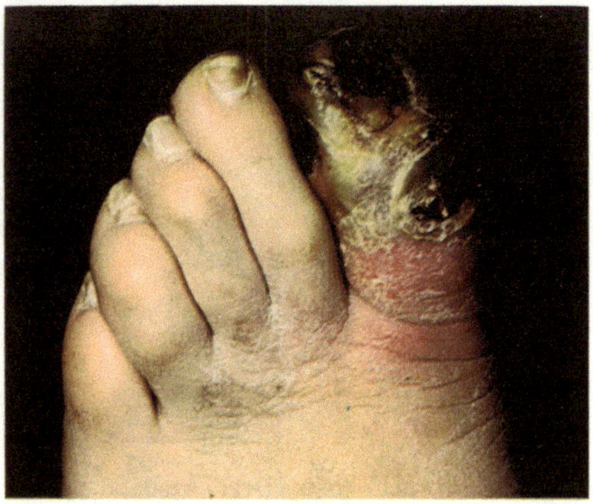

6.24 **Ischämische Gangrän** der linken Großzehe mit guter Durchblutung des Fußes bis zum Zehansatz.

6.25

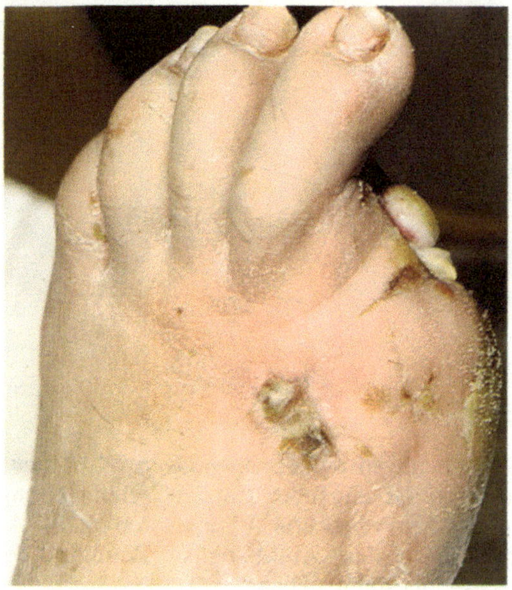

6.25 **Erfolgreiche Amputation** bei demselben Patienten. (**6.24**)

6.26 **Gangrän der zweiten Zehe** mit Ausdehnung bis zum Metatarsalknochen.

6.27 **Strahlexzision** der Zehe und des Metatarsalknochens bei demselben Patienten (**6.26**). Funktion gut erhalten.

6.26

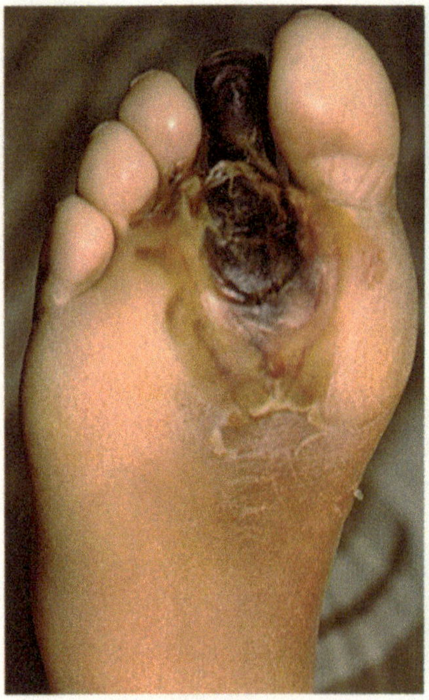

6.27

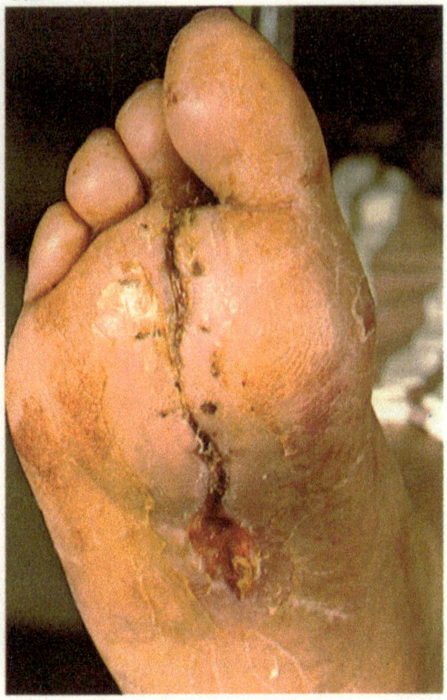

6.28

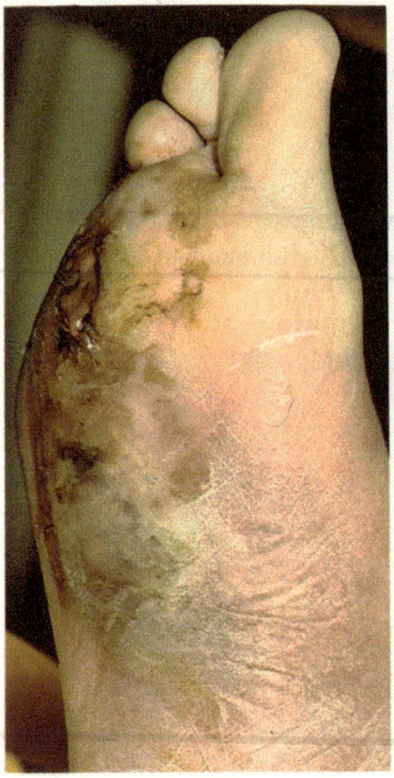

6.29

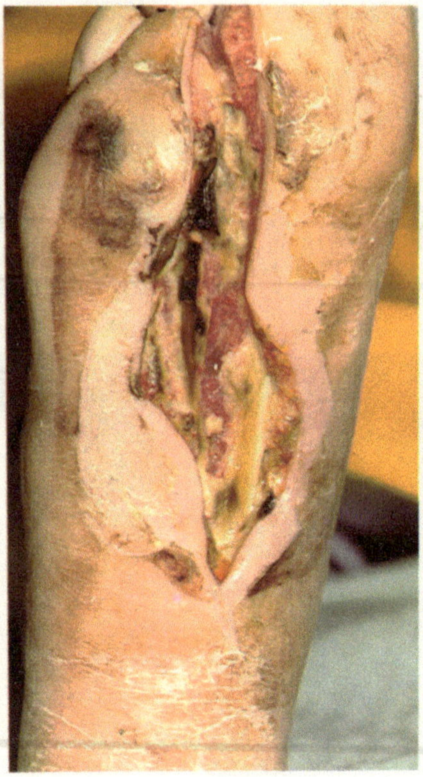

6.30

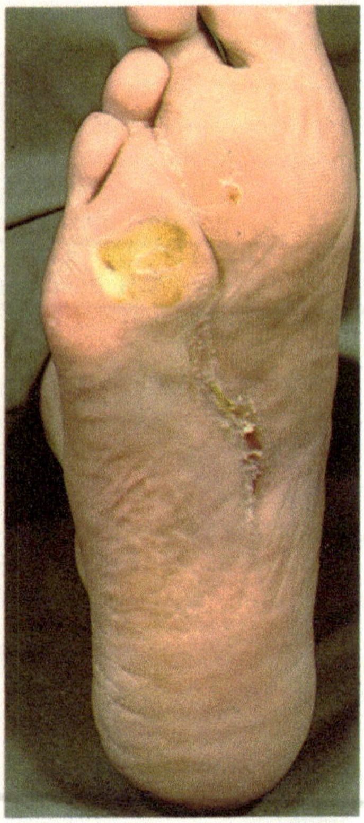

6.28 Osteomyelitis des rechten Os metatarsale III mit tiefer Entzündung des Gewebes und Vereiterung. Mit oralen Antidiabetika schlecht eingestellter Diabetes.

6.29 Unter Insulin gute Stoffwechseleinstellung bei demselben Patienten (**6.28**). Amputation der mittleren Zehe und des Metatarsalknochens.

6.30 Drei Monate später: gut fortgeschrittene Heilung bei demselben Patienten (**6.28**).

6.31 Gangrän der linken Großzehe und zweiten Zehe mit Ischämie des Beines durch Verschluß der A. profunda femoris.

6.31

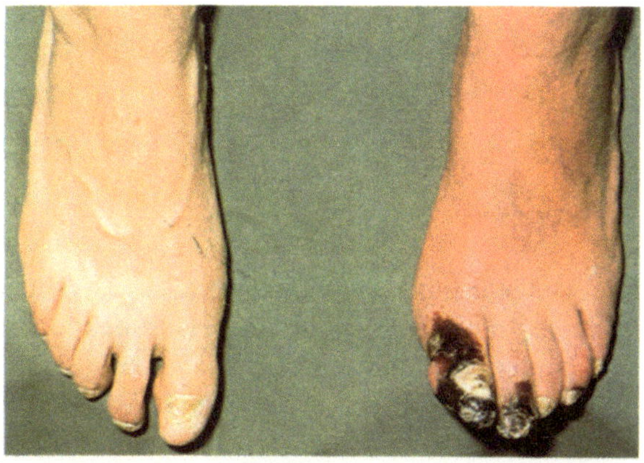

6.32

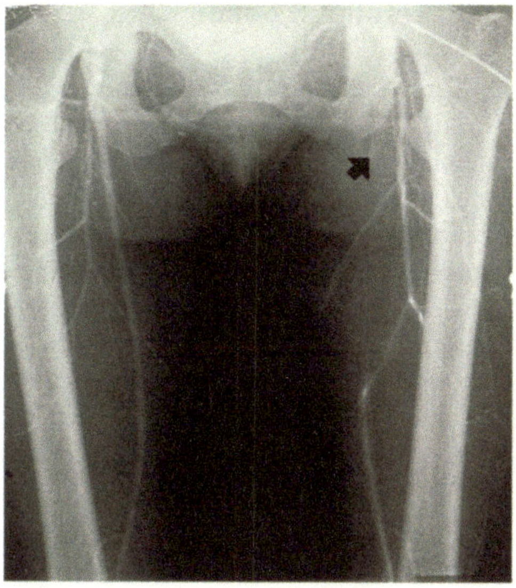

6.32 Verschluß der A. profunda femoris. Röntgenbild.

6.33

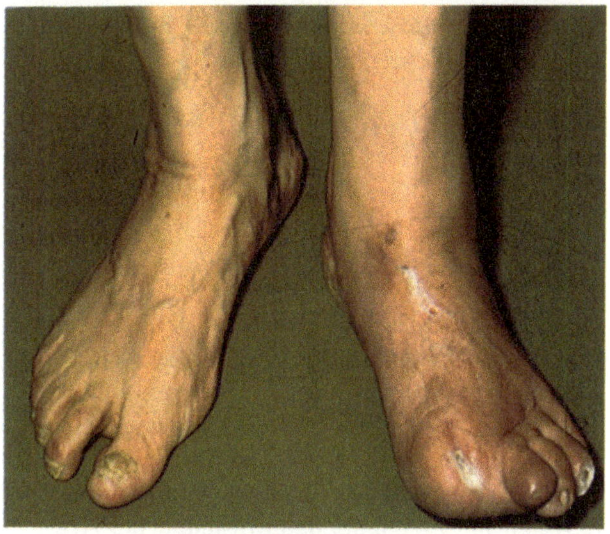

6.33 Großzehamputation und Bypass aus Vena-saphena-Plastik bei demselben Patienten **(6.32).**

6.34

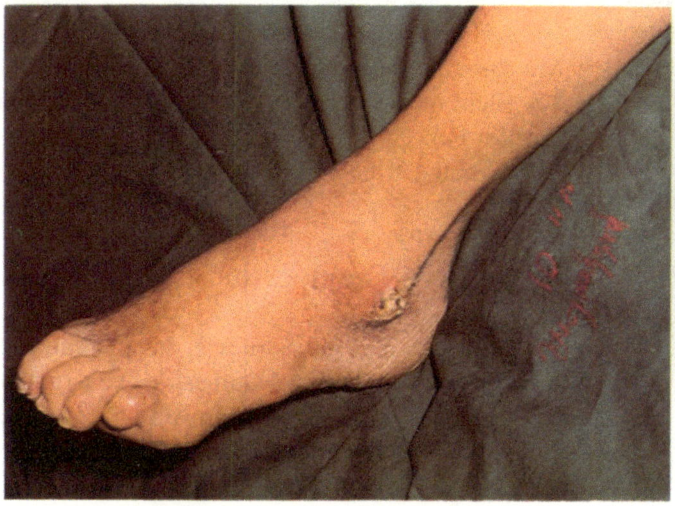

6.34 Ischämischer Fuß aufgrund fortschreitender Gefäßobliterationen bei lange bestehendem Diabetes. Durchsichtige, atrophische Haut und Ulcus am lateralen Malleolus.

6.35

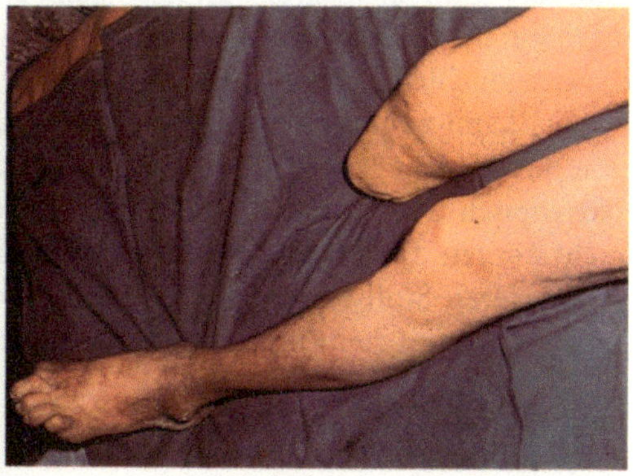

6.35 Unterschenkel-Amputation bei demselben Patienten **(6.34)** wegen fortschreitender Gefäßverschlüsse im rechten Bein.

7. Die Haut

Die Untersuchung der Haut kann bei Diabetes wichtige Informationen liefern. Hautinfektionen sind häufig bei unbehandelten Diabetikern, Insulin kann in den Injektionsarealen Läsionen der Haut und des subkutanen Gewebes hervorrufen. Bei lange bestehendem Diabetes können sich abnorme metabolische und ischämische Prozesse in der Haut manifestieren.

Infektionen

Moniliasis

Candida albicans ist ein Sproßpilz, der mit Vorliebe in feuchten Hautbezirken wächst und bei schlecht eingestellten Diabetikern wegen des erhöhten Zuckergehalts im Gewebe besonders günstige Bedingungen findet. Am häufigsten tritt der Pilz bei übergewichtigen Frauen in intertriginösen Bezirken auf, z. B. unter den Brüsten, in der Achselhöhle, in der Analregion oder in der Vagina. Bei Männern kann er Balanitis verursachen. Man beobachtet Rötung, Ödeme und Mazeration der Haut bei starkem Juckreiz. Kratzen kann eine sekundäre bakterielle Infektion zur Folge haben. Unsachgemäße Therapie mit Steroiden oder Antibiotika kann zu einer Ausbreitung der Pilzinfektion führen. Zur Diagnose sollte ein Abstrich mikroskopisch auf Candida-Pseudomyzelien untersucht werden. Gewöhnlich ist die Infektion mit einer besseren Stoffwechseleinstellung und wirksamer antimykotischer Medikation leicht einzudämmen.

Epidermophytie

Häufigster Sitz dieser Fadenpilzerkrankung ist der Fuß, wo vor allem die Zehenzwischenräume infiziert werden. Die Infektion manifestiert sich dort durch Nässen und Mazeration der Haut. Sie kann auch in der Leistengegend als gerötete, feuchte und juckende Stelle in Erscheinung treten (Tinea inguinalis).

Bakterielle Hautinfektionen

Furunkel, Karbunkel, Impetigo oder andere Entzündungen des Gewebes treten manchmal bei nicht erkanntem Diabetes auf. Routineuntersuchungen des Urins führen oft in solchen Fällen erstmalig zur Diagnose Diabetes. Gelegentlich entsteht aufgrund mangelnder Hygiene in den Injektionsarealen eine Infektion. Eine gute Stoffwechselführung bei Infektionen ist von höchster Bedeutung. Mit oralen Antidiabetika therapierte Patienten sollten auf Insulin umgestellt werden, falls die Blutzuckerwerte zur Zeit der Infektion erhöht sind.

Gefäßversorgung

Ischämische Ulzeration

Ischämische Ulzera an den Beinen entstehen nach Mikrotraumen, aber auch spontan. Man findet sie vor allem in varikösen Bereichen, am Schienbein und am Fußrücken. Gewöhnlich bleiben sie oberflächlich und schmerzfrei.

Diabetische Dermopathie

So bezeichnet man eingedrückte, atrophische und manchmal pigmentierte Hautbezirke von rundlicher Form an den Schienbeinen von Diabetikern. Es handelt sich wahrscheinlich um Folgeerscheinungen der Mikroangiopathie.

Stoffwechsel

Xanthomatose

Eruptive Xanthome assoziert mit Lipaemia retinalis und Hypertriglyzeridämie kommen besonders bei unbehandelten Diabetikern vor. Charakteristisch ist eine milchig-weiße Färbung des Plasma. Bei guter Stoffwechselführung mittels Insulin bildet sich die Störung meist schnell zurück. Wenn nicht, spricht dies für eine zusätzliche erbliche Hyperlipidämie.

Familiäre Hypercholesterinämie kann in Verbindung mit Diabetes auftreten und die Entstehung tendinöser und tuberöser Xanthome verursachen. Bei normaler Triglyzeridkonzentration ist das Plasma klar. Die Einstellung des Diabetes hat in diesen Fällen keinen Einfluß auf die Hauterkrankung. Xanthoma tendinosum zeigt sich als noduläre Infiltrationen der Sehnenscheiden, oft an den Extensorensehnen der Hand oder der Achillessehne. Tuberöse Xanthome nehmen eine langsame Entwicklung von fleischigen zu festen Knoten, vorzugsweise an den Streckseiten der Ellbogen und Knie.

Xanthelasma

Die gelben Fettplättchen auf den Augenlidern sind bei Nicht-Diabetikern ebenso häufig wie bei Diabetikern. Sie weisen nicht unbedingt auf eine systemische Erkrankung hin, obwohl sie im Zusammenhang mit einer Fettstoffwechselstörung stehen können.

Nekrobiosis lipoidica

Diese Hauterkrankung kann den eigentlichen diabetischen Symptomen vorausgehen und so zu einer frühen Diagnostizierung des Diabetes führen. Zu Beginn entstehen rote aufgeworfene Papeln mit einer gelblichen Mitte, meist an der Vorderseite der Unterschenkel, aber auch an Oberschenkeln oder Rumpf. Die Papeln breiten sich rasch aus und verschmelzen miteinander. Das atrophierende Zentrum wird oft von einer silbrigen Schuppe bedeckt, und es kann hier zu Teleangiektasien kommen. Meist bilden sich diese Veränderungen spontan zurück und hinterlassen nur eine pigmentierte Narbe, sie können aber auch über Jahre bestehen. Die schmerzfreien aber unschönen Papeln ulzerieren nur selten. Die Nekrobiosis lipoidica ist bei Frauen häufiger als bei Männern. Ihre Pathogenese ist noch nicht geklärt. Bei histologischen Untersuchungen findet man obliterierende Veränderungen des Kapillarsystems mit desintegrierten Kollagenfasern und Lipoidablagerungen.

Durch Insulininjektionen verursachte Hauterkrankungen

Abszesse

Gelegentlich führt mangelnde Hygiene beim Spritzen des Insulins zu Infektionen im Einstichbereich.

Allergien

Da das von Tieren gewonnene Insulin Fremdeiweiß darstellt, treten manchmal zu Beginn der Insulintherapie lokale Allergien auf. Schweineinsulin ist weniger allergen als das vom Rind. Mit dem Aufkommen von MC-Insulinen sind allergische Reaktionen allerdings seltener geworden.

Ödeme

Flüssigkeitsretention tritt manchmal zu Beginn der Insulintherapie oder bei einer starken Dosiserhöhung auf. Wahrscheinlich liegt die Ursache in einer vorübergehenden Hemmung der Natriumsekretion. Ödeme sind meist in den Beinen lokalisiert, häufig sind jedoch auch Visusschwankungen durch intraokulare Druckerhöhung symptomatisch.

Lipohypertrophie

Insulininjektionen rufen manchmal weiche, schmerzlose Schwellungen im Injektionsbereich hervor. Solche Fetthypertrophien entwickeln sich am häufigsten, wenn ständig dasselbe Injektionsgebiet benutzt wird. Bei wechselnden Injektionsorten sind sie weniger wahrscheinlich.

Lipoatrophie

Lipoatrophien treten besonders häufig bei jüngeren Frauen als leichte Einsenkungen auf, die störend und unansehnlich werden können. Die Ursache ist nicht geklärt. Es werden auch andere Lokalisationsorte als die Injektionsbezirke beobachtet, was für eine indirekte Wirkung des Insulins spricht. Durch Benutzung eines chromatographisch gereinigten Insulins und direkte Injektion in den atrophierten Bezirk kann seine Wiederherstellung stimuliert werden.

Verschiedene Hautveränderungen

Granuloma anulare

Granuloma anulare kommt bei Diabetikern häufiger vor als bei Nicht-Diabetikern. Flache, veilchenfarbene Knötchen erscheinen, oft zum Ring angeordnet, auf Fingern, Handgelenken und Füßen.

Dupuytren-Kontraktur

Sie wird häufig an den Handinnenflächen von Diabetikern beobachtet.

Vitiligo

Vitiligo ist häufig, wenn die Diabeteserkrankung mit anderen Autoimmunkrankheiten, wie z. B. perniziöse Anämie, Schilddrüsenerkrankungen, Morbus Addison oder Alopezie assoziert ist.

Arzneimittelexantheme

Hier sind seltene Reaktionen auf Sulfonylharnstoffe zu nennen.

Blasenbildung der Haut

Bei Patienten mit hyper- oder hypoglykämischem Koma können sich, wahrscheinlich durch Druck und Dehydratation, Blasen bilden. Sie können auch ohne ersichtliche Ursache bei schlecht eingestelltem Diabetes entstehen (Bullosis diabeticorum).

7.1

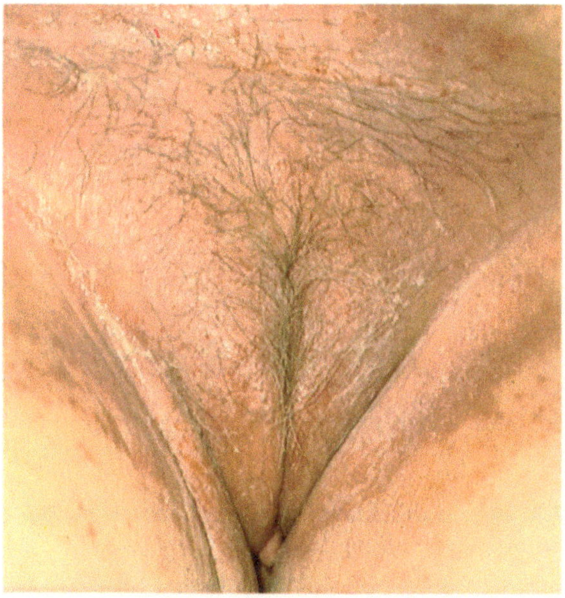

7.1 **Pruritus vulvae** bei frisch diagnostizierter Diabetikerin. Nässende Abschuppung der Haut wegen Moniliasis.

7.2

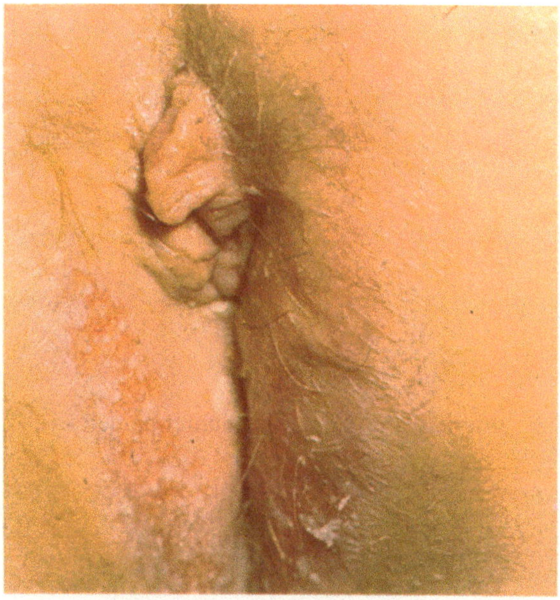

7.2 **Pruritus ani** bei Epidermophytie eines frisch diagnostizierten Diabetikers.

7.3

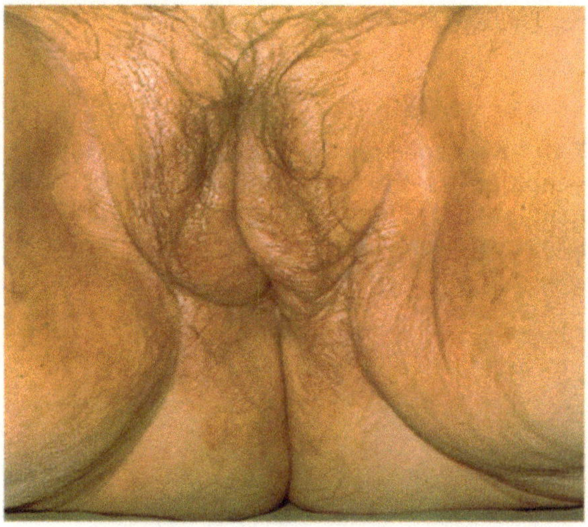

7.3 **Abklingender Pruritus vulvae und ani** bei zuvor schlecht eingestellter Diabetikerin.

7.4

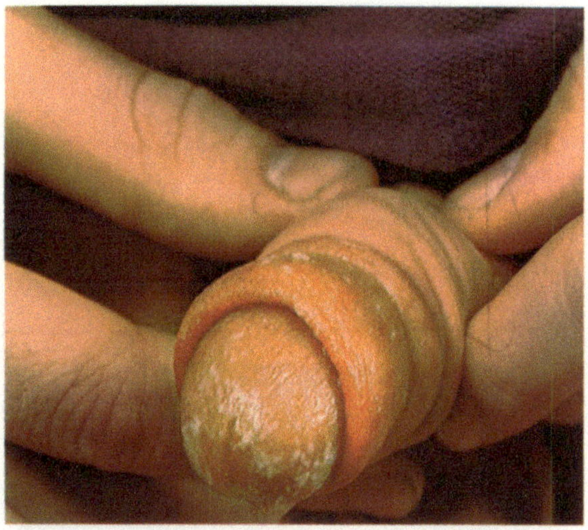

7.4 **Balanitis** als Initialsymptom des Diabetes.

7.5

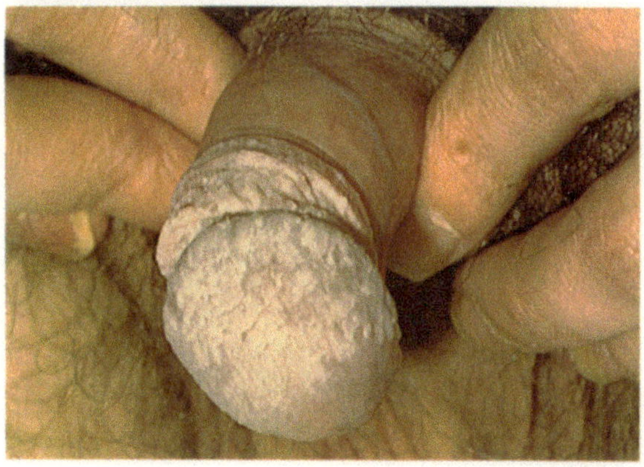

7.5 **Balanitis** infolge Candidiasis bei schlecht eingestelltem Diabetes.

7.6

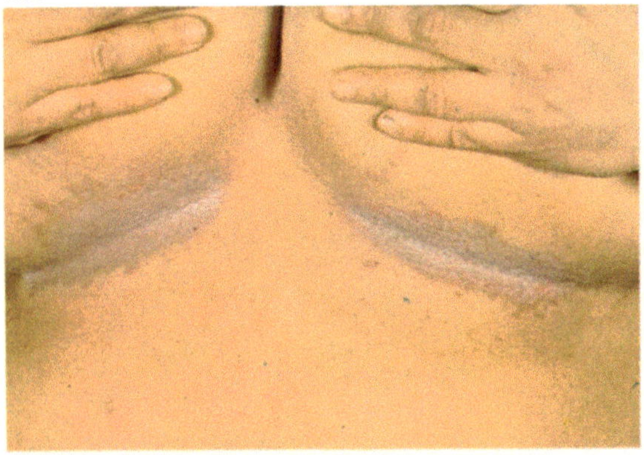

7.7

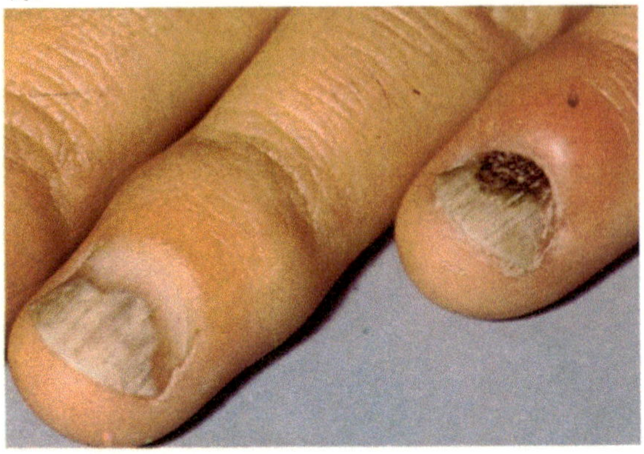

7.6 Intertrigo bei Candidiasis unter beiden Brüsten.

7.7 Moniliasis der Fingernägel.

7.8

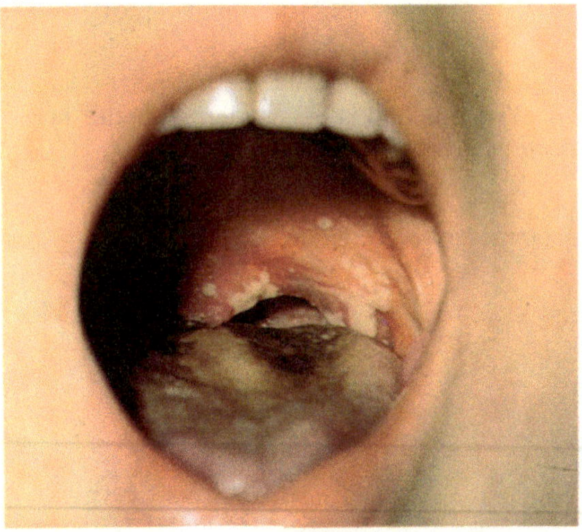

7.8 Racheninfektion bei einem Diabetiker. Antibiotikabehandlung führte zu Candidiasis.

7.9 Herpes zoster, mit Befall des linken N. ophthalmicus aus dem Trigeminus. Herpes zoster ist bei Diabetikern besonders häufig.

7.10 Karbunkel im Nacken, mögliches Initialsymptom des Erwachsenendiabetes. Jeder Patient mit einer Hautinfektion sollte auf Diabetes untersucht werden.

7.9

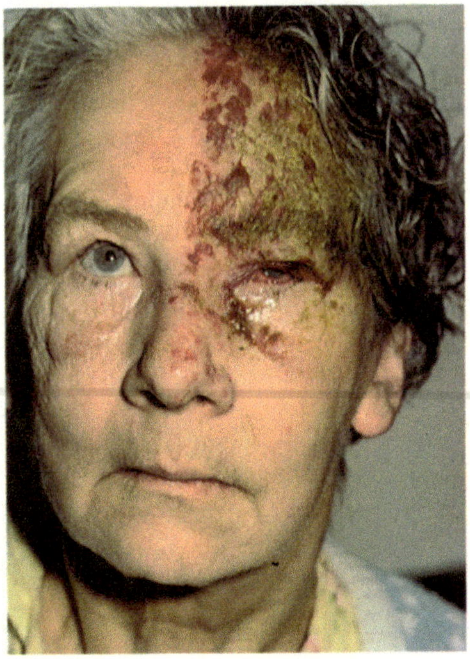

7.10

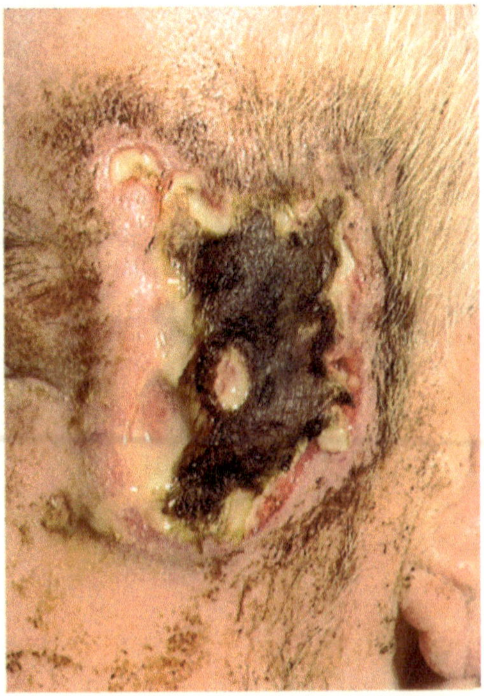

7.11

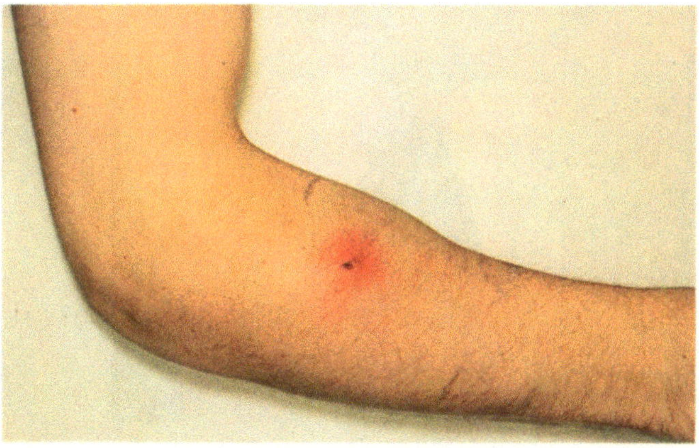

7.11 Furunkel am Unterarm bei schlecht eingestelltem Diabetiker.

7.12

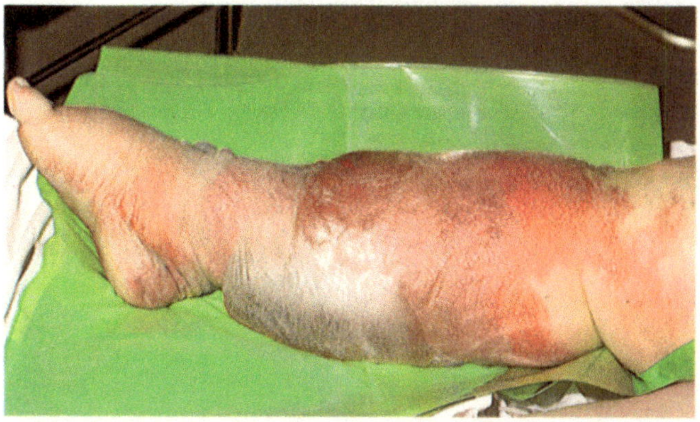

7.12 Blasenbildendes Erysipel am Bein auf der Basis einer tiefen Beinvenenthrombose bei einem älteren Diabetiker.

7.13

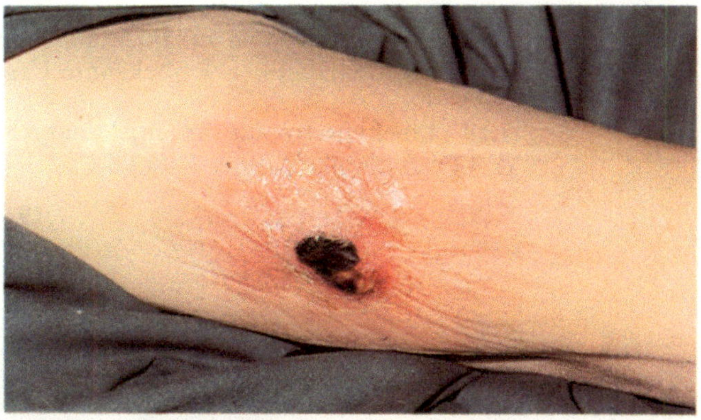

7.13 Sepsis im Injektionsgebiet infolge mangelnder Sauberkeit beim Insulinspritzen und schlecht eingestelltem Diabetes. Solche Läsionen sind relativ ungewöhnlich.

7.14

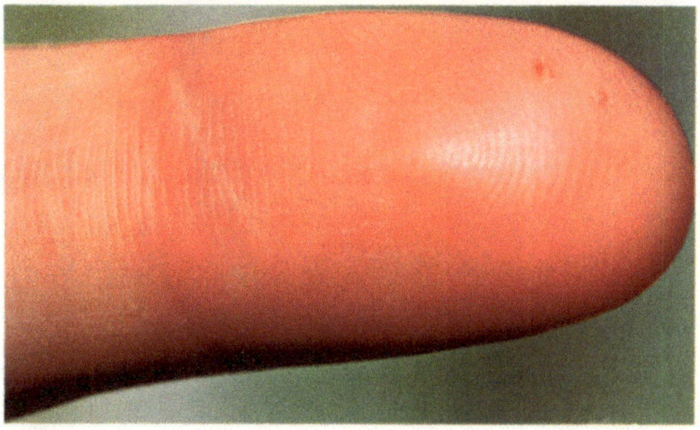

7.14 Entzündete Fingerbeere einer jungen Diabetikerin, die aus dem Finger Blut zur Bestimmung des Blutglukosespiegels entnommen hatte.

7.15

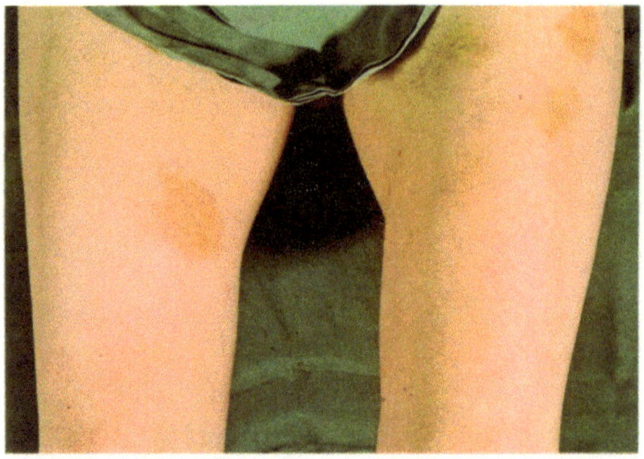

7.16

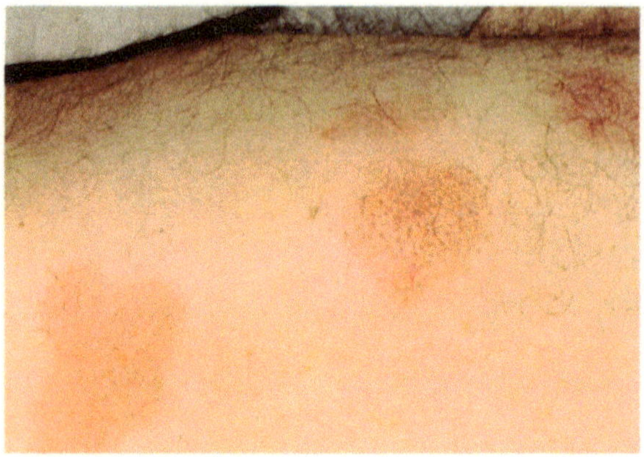

7.15 Lokale Allergie gegen Insulininjektionen. Heiße, juckende erythematöse Hautbezirke.

7.16 Insulinallergie am Oberschenkel.

7.17 Ausgedehnte lokale Allergie gegen Rinderinsulin.

7.17

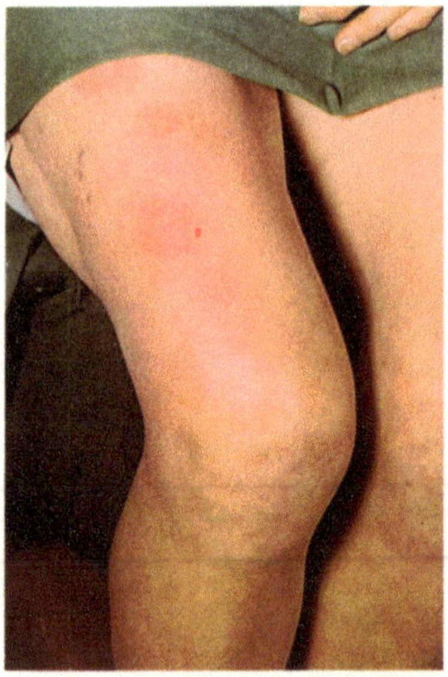

7.18 Lipohypertrophie im Injektionsgebiet bei männlichem Diabetiker. Unbekannte Ursache.

7.19 Lipohypertrophie im Injektionsgebiet an den Oberschenkeln einer Patientin.

7.18

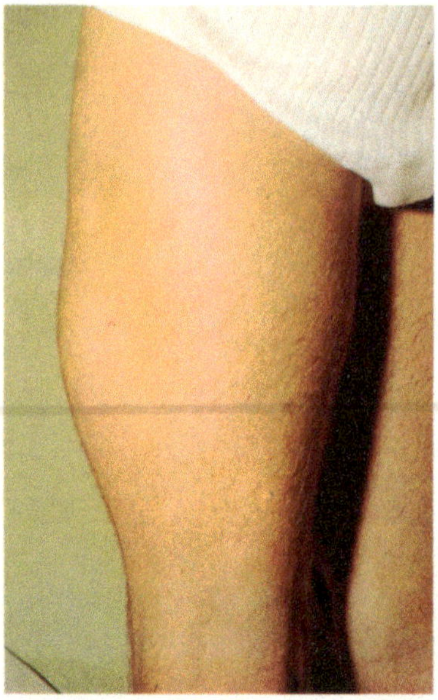

7.19

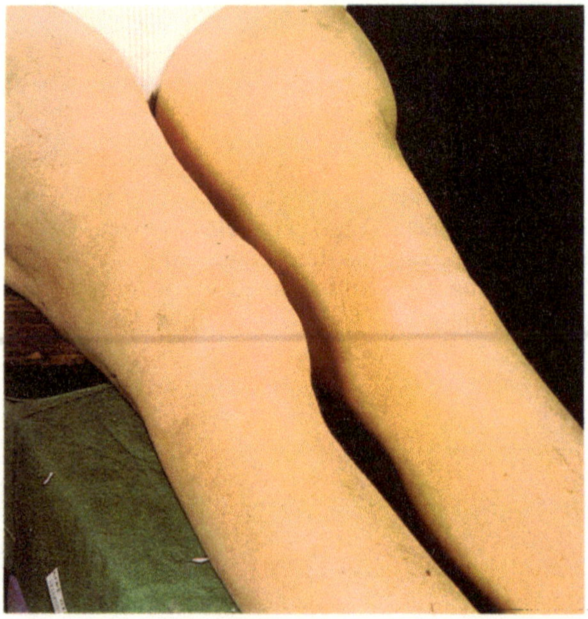

7.20

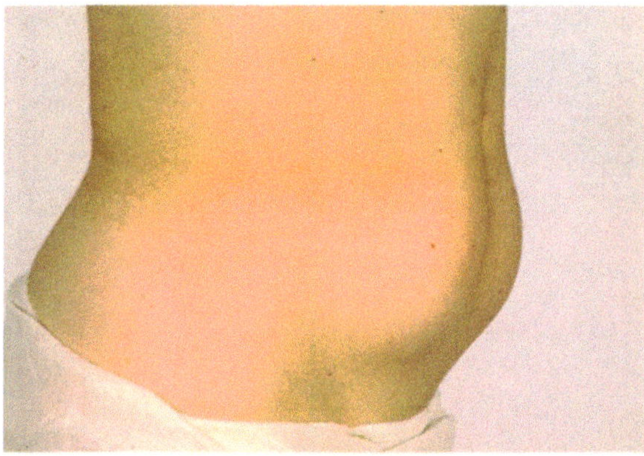

7.20 Lipohypertrophie im unteren Abdomen einer jungen Diabetikerin.

7.21

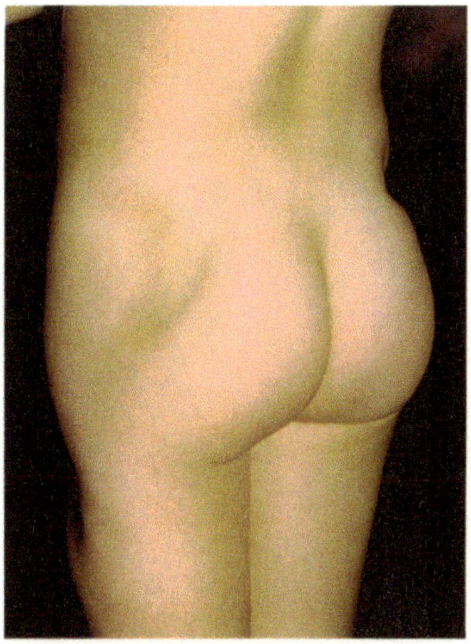

7.21 Lipoatrophie an Gesäß und Oberschenkeln im Injektionsgebiet bei einer jungen Frau.

7.22

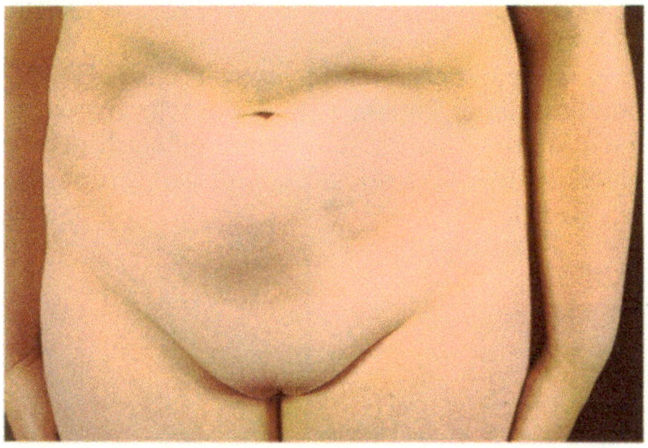

7.22 Lipoatrophie im abdominalen Injektionsbereich bei einer jugendlichen Diabetikerin.

7.23

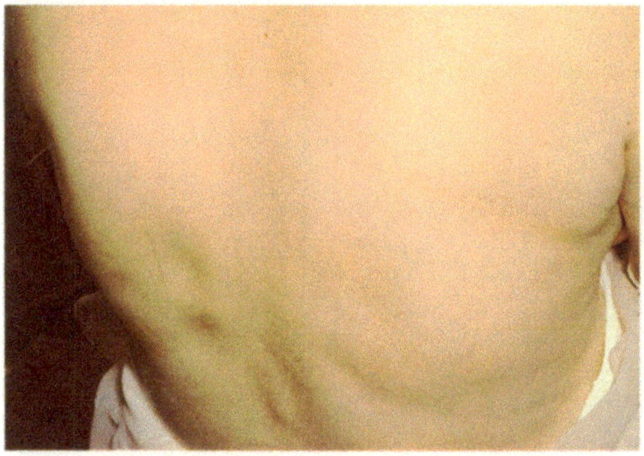

7.23 Lipoatrophie am Rücken bei einer Patientin, die die Insulinspritzen von ihrem Mann in den Rücken erhielt.

7.24

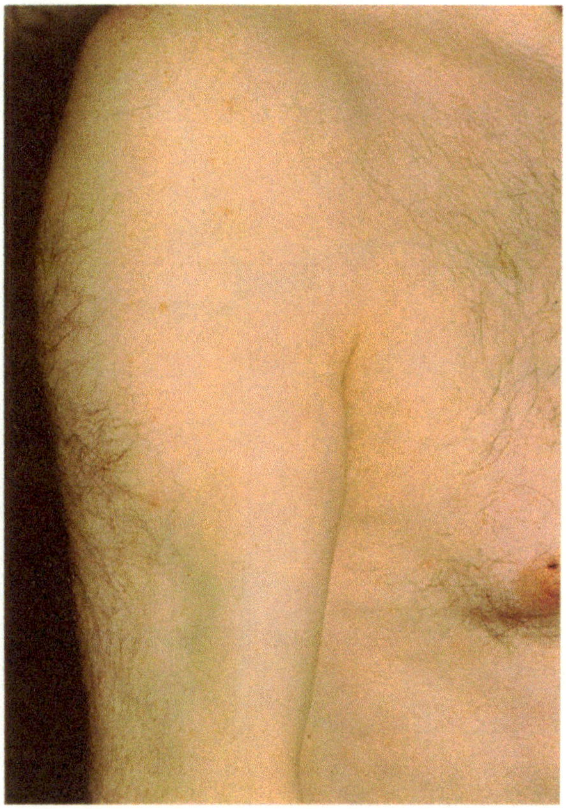

7.24 Lipoatrophie am Oberarm nach Insulininjektionen.

7.25

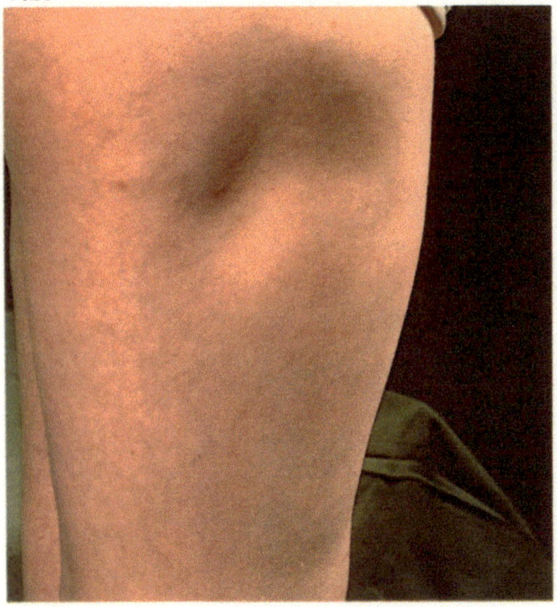

7.25 Lipoatrophie am Oberschenkel im Injektionsgebiet bei einer jungen Frau.

7.26

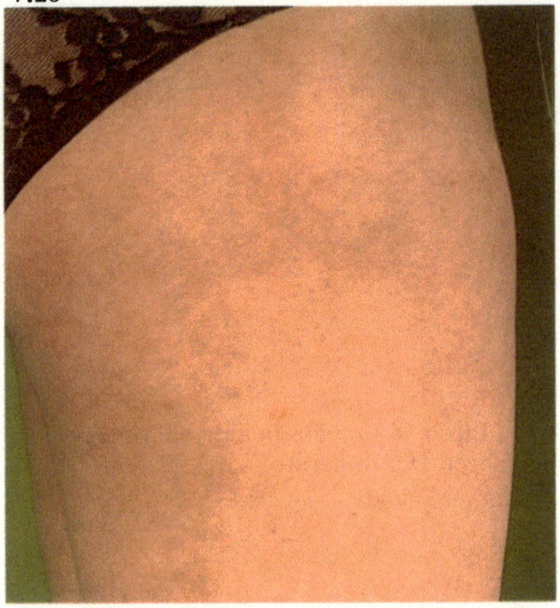

7.26 Wiederhergestelltes atrophisches Gebiet bei derselben Patientin (**7.25**), sechs Wochen nach Wechsel auf ein chromatographisch gereinigtes Insulin und Injektionen in den atrophierten Bezirk.

7.27

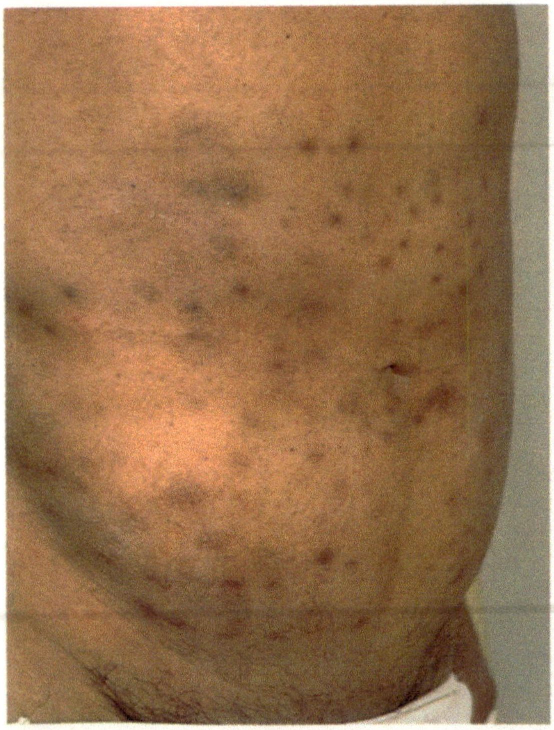

7.27 Oberflächliche Läsionen des Abdomens infolge intradermaler Insulininjektionen. Insulin sollte subkutan gespritzt werden, intradermale Injektionen sind schmerzhaft.

7.28

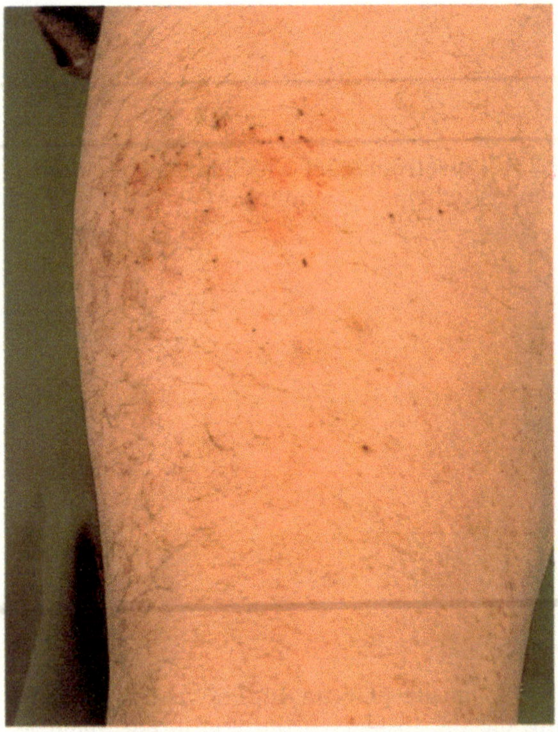

7.28 Oberflächliche Läsionen am Oberschenkel wie in **7.27**, die die Wichtigkeit subkutaner, nicht-intradermaler Injektionen verdeutlichen.

7.29 Unterschenkel- und Fußödeme nach erhöhter Insulindosis bei zuvor schlecht eingestelltem Diabetiker. Insulin kann vorübergehend eine Hemmung der Salzexkretion und eine Flüssigkeitsretention bewirken, die aber meist spontan remittieren.

7.29

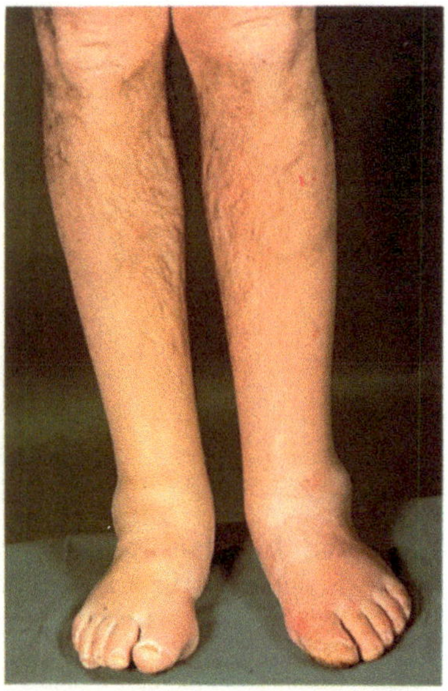

7.30

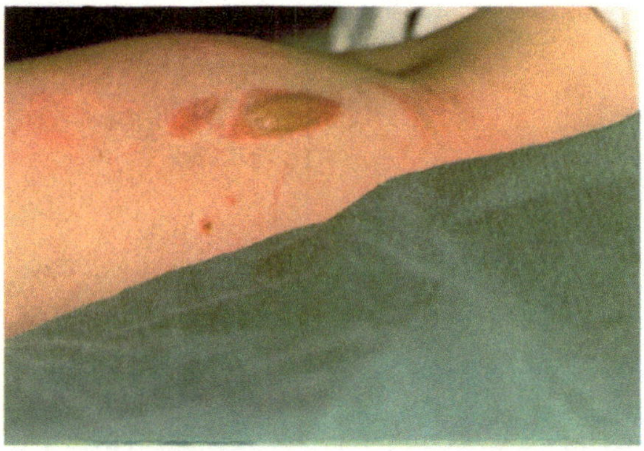

7.30 Blasenbildung an der Wade einer jungen Frau nach diabetischem Koma, wahrscheinlich durch Druck und Dehydration bedingt.

7.31

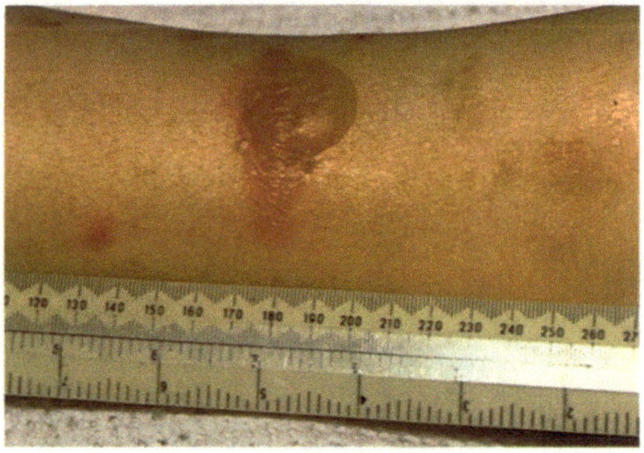

7.31 Blasenbildung ähnlich wie Abb. **7.30** bei einem männlichen Patienten nach diabetischem Koma.

7.32

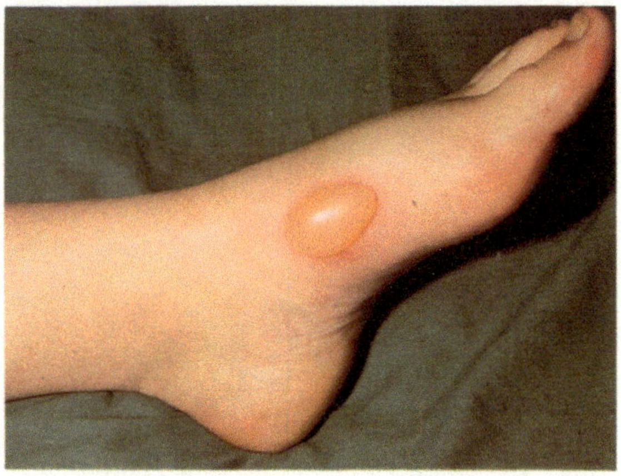

7.32 Blase am Fuß bei einer jungen Diabetikerin nach hypoglykämischem Koma.

7.33

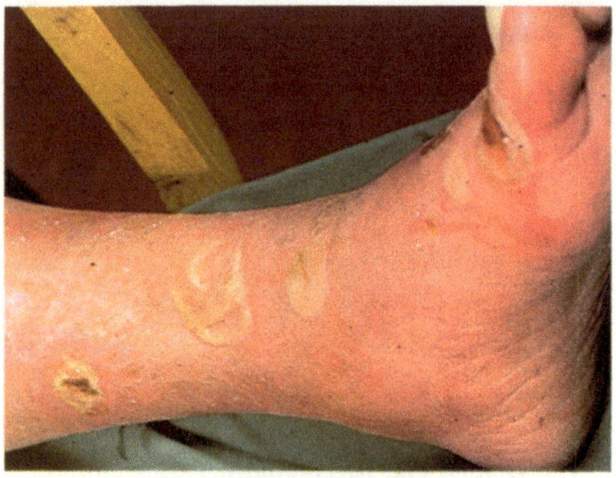

7.33 Diabetes-bedingte Blasenbildung (Bullosis diabeticorum). Spontan auftretende Blasen bei schlecht eingestelltem Diabetes.

7.34a

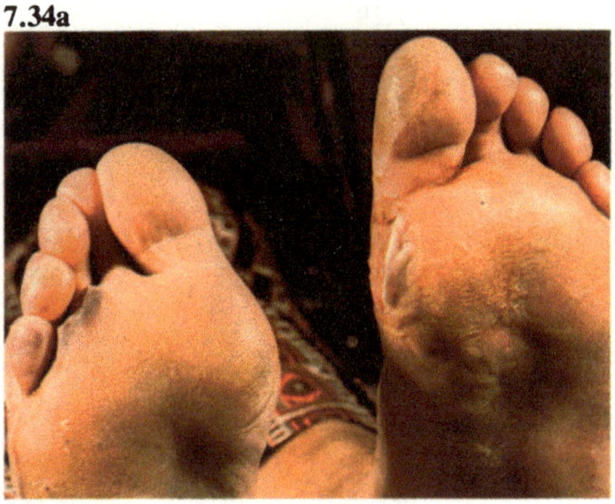

7.34b

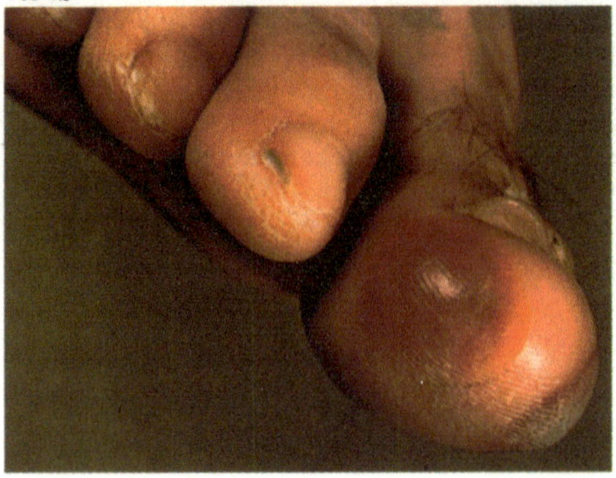

7.34a und b Diabetes-bedingte Blasenbildung (Bullosis diabeticorum) an den Zehen.

7.35

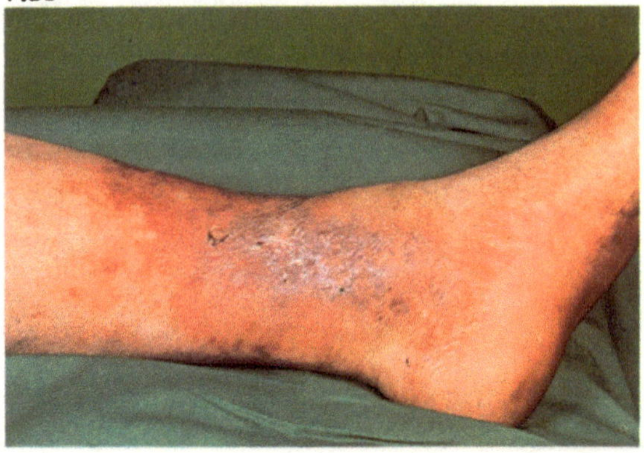

7.35 Variköses Ekzem bei einem Diabetiker.

7.36

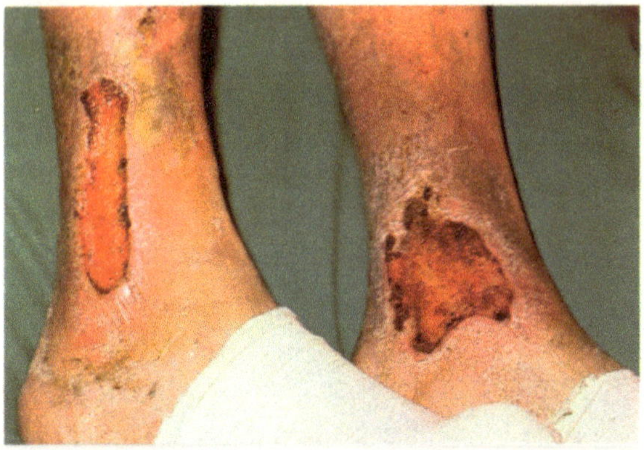

7.36 Martorell-Syndrom. Ischämisches Ulkus bei einem hypertonischen Diabetiker. Diese Ulzera sind Folge avaskulärer Hautnekrosen und erscheinen nicht in Druckbereichen. Sehr rasche Entstehung.

7.37

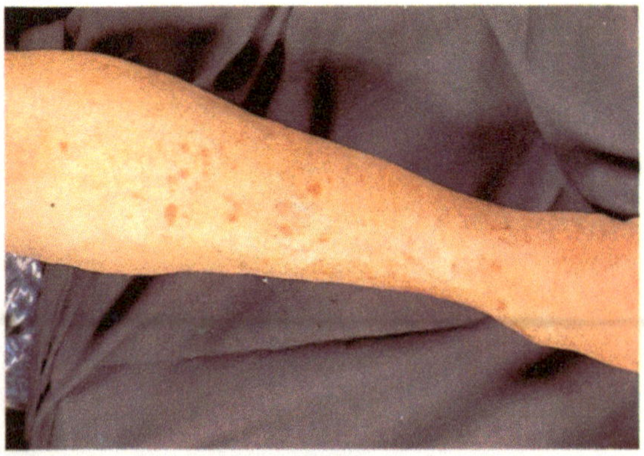

7.37 Diabetische Dermopathie. Disseminierte pigmentierte, atrophische Läsionen am Unterschenkel.

7.38

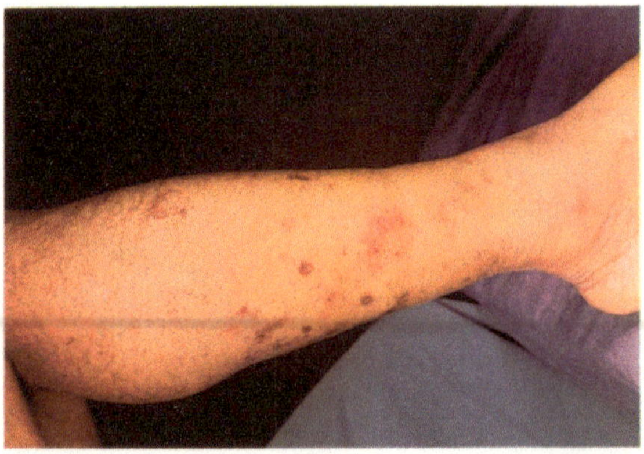

7.38 Disseminierte, konfluierende Hautläsionen ähnlich wie in Abb. **7.37.**

7.39

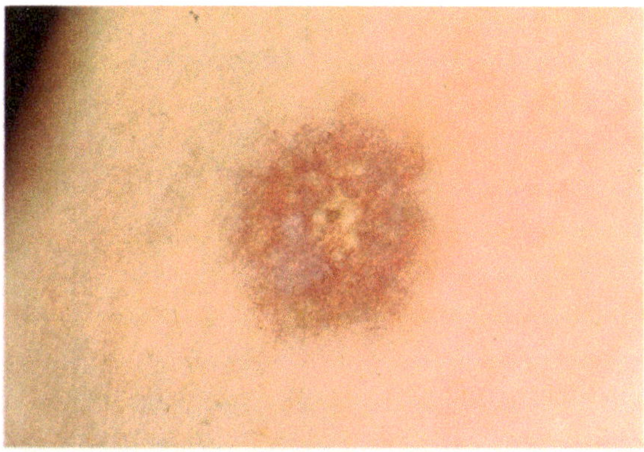

7.39 Nekrobiosis lipoidica diabeticorum. Frühstadium mit gelben Papeln.

7.40

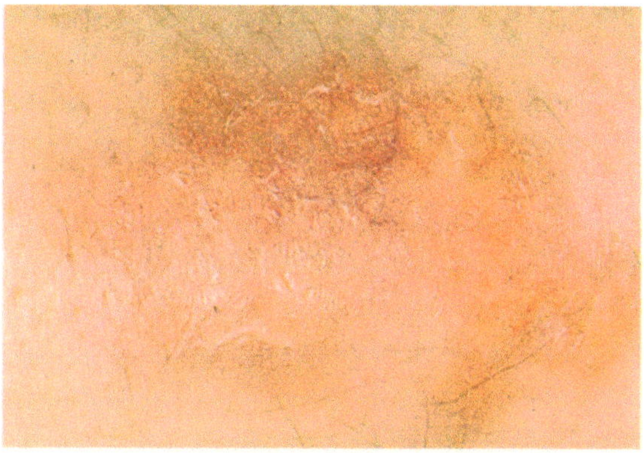

7.40 Nekrobiosis lipoidica diabeticorum mit silbrigen Hautschuppen.

7.41

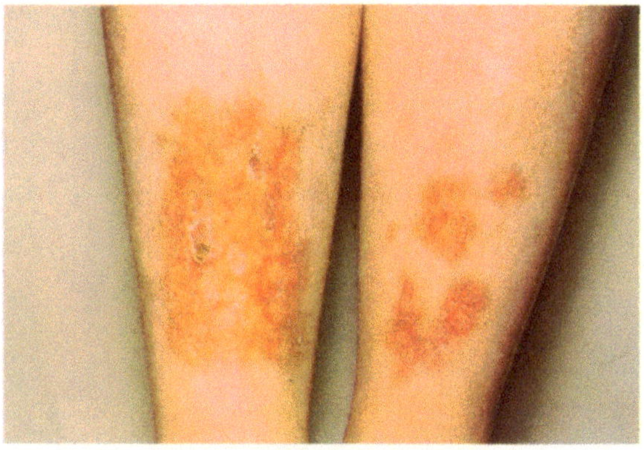

7.41 Nekrobiosis lipoidica diabeticorum am Schienbein mit zentraler Ulzeration.

7.42

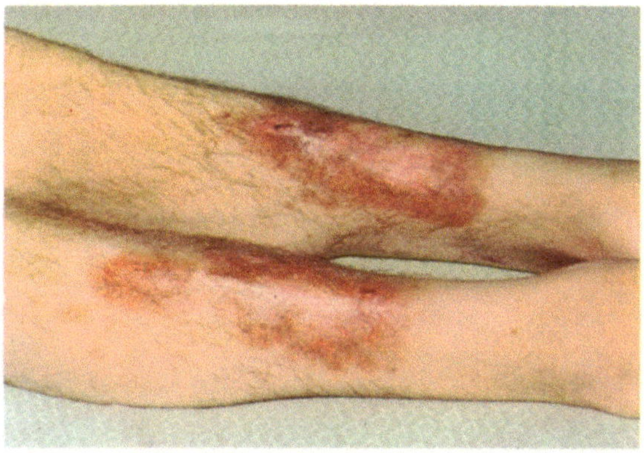

7.42 Nekrobiosis lipoidica diabeticorum mit ausgedehnter zentraler Narbenbildung.

7.43

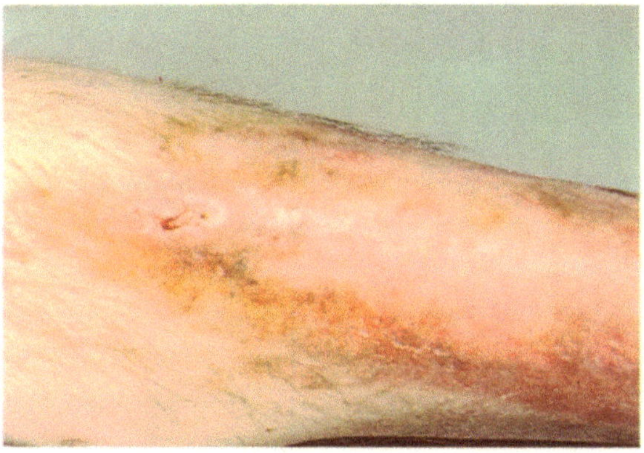

7.43 Nekrobiosis lipoidica diabeticorum. Narbenbildung.

7.44

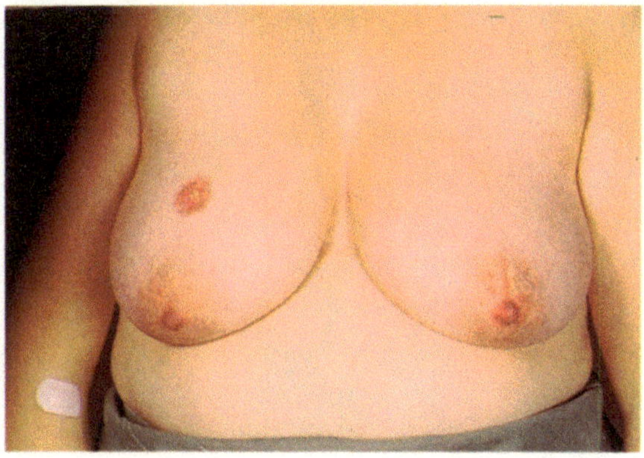

7.44 Nekrobiosis lipoidica diabeticorum. Ungewöhnliche Lokalisation auf den Brüsten bei zuvor nicht bekanntem Diabetes. Die Läsion führte zur Diagnose.

7.45

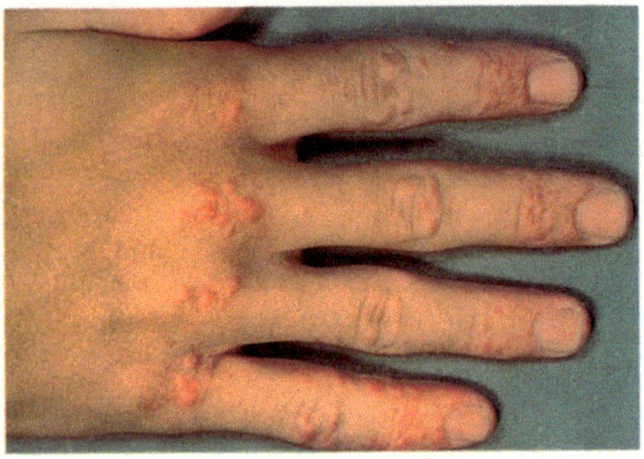

7.45 Granuloma anulare der Hand. Häufig mit Diabetes vergesellschaftete Hauterkrankung.

7.46

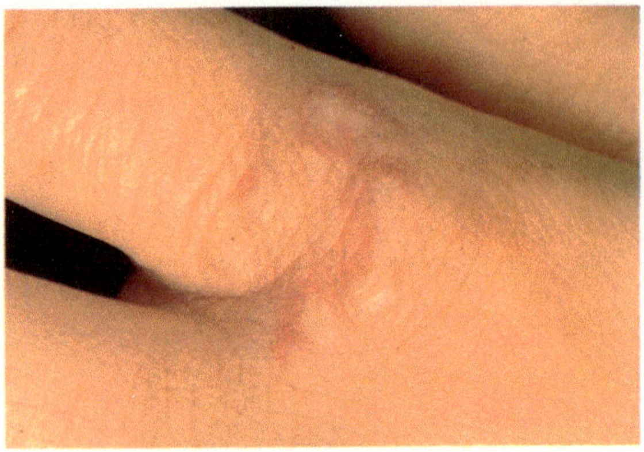

7.46 Granuloma anulare am Finger. Nahaufnahme, die die Ringform der Effloreszenz verdeutlicht.

7.47

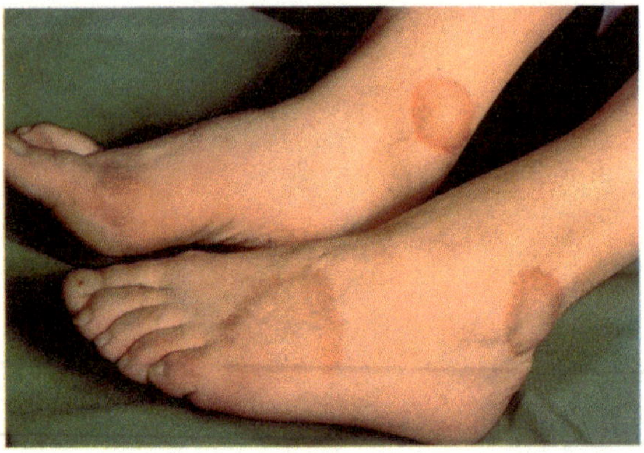

7.47 Granuloma anulare an den Füßen einer Diabetikerin, ebenfalls eine häufige Lokalisation.

7.48

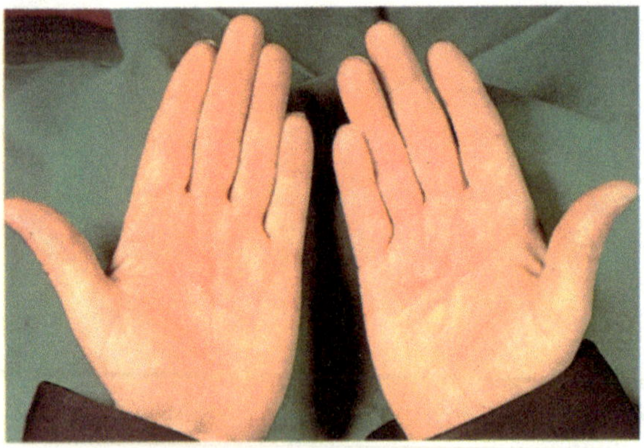

7.48 Beginnende Dupuytren-Kontraktur bei einem Diabetiker.

7.49

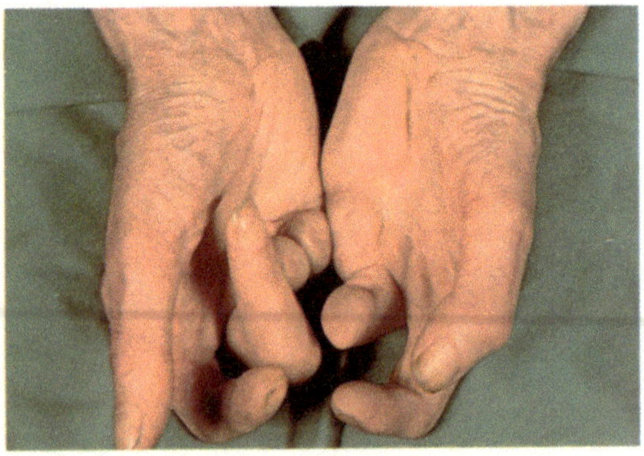

7.49 Dupuytren-Kontraktur: ein besonders ausgeprägtes Beispiel dieser häufigen Komplikation.

7.50

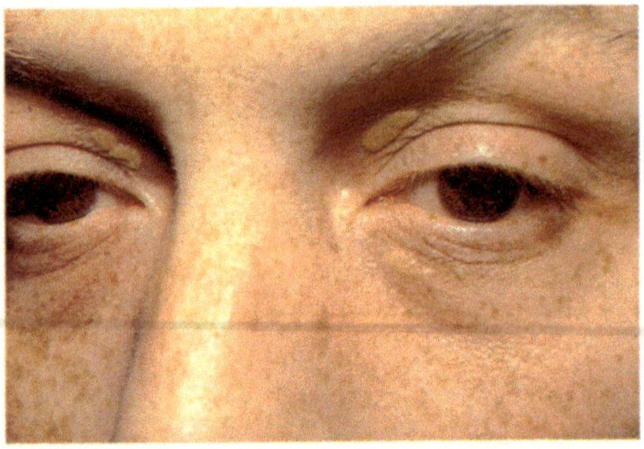

7.50 Xanthelasma bei einem Diabetiker. Lokaler Befund ohne Hinweis auf eine primäre Hyperlipoproteinämie.

7.51

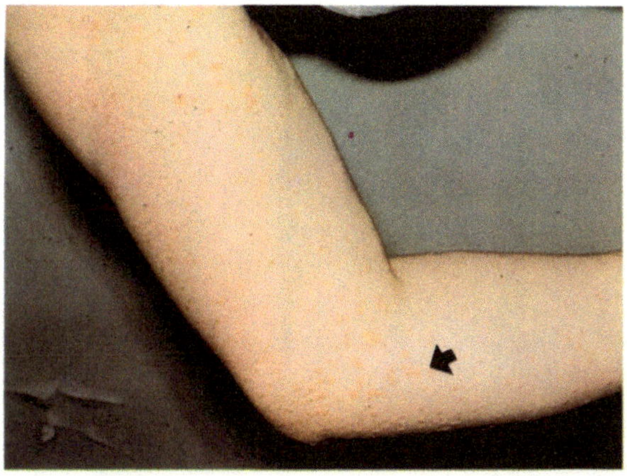

7.51 **Eruptive Xanthome** bei schlecht eingestelltem Diabetes.

7.52

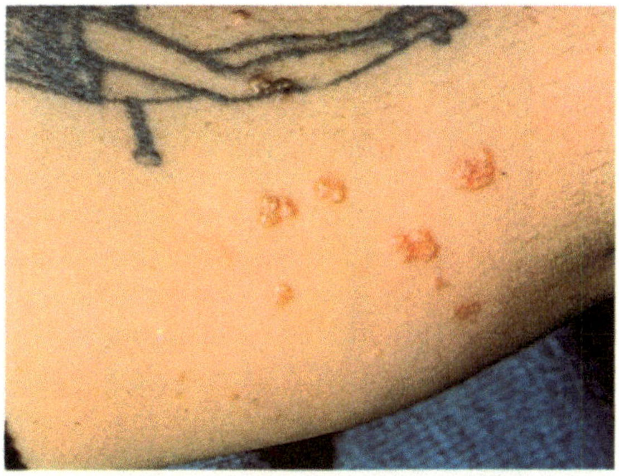

7.52 **Eruptive Xanthome** mit charakteristischen, vereinzelten, festen, hellroten Papeln.

7.53

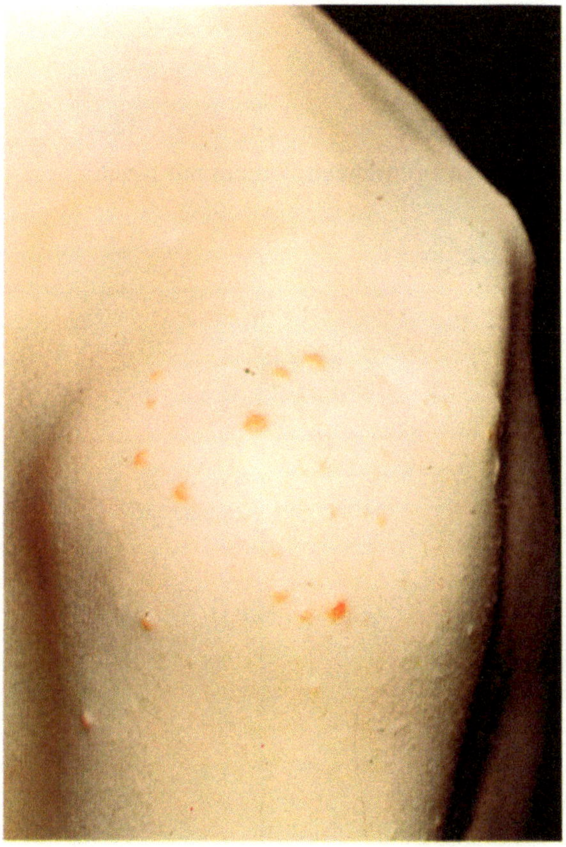

7.53 **Eruptive Xanthome** bei frisch diagnostizierter junger Diabetikerin. Sie bildeten sich nach einigen Wochen Insulintherapie zurück.

7.54

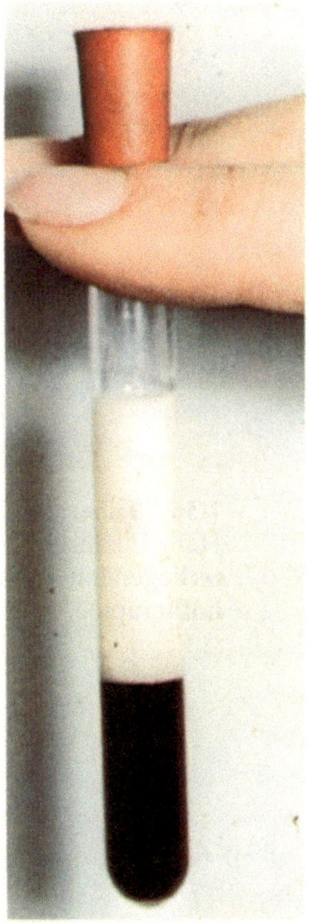

7.54 **Eruptive Xanthome.** Milchiges Serum der Patientin von **7.53** vor der Behandlung, unter Insulintherapie wieder normal.

7.55

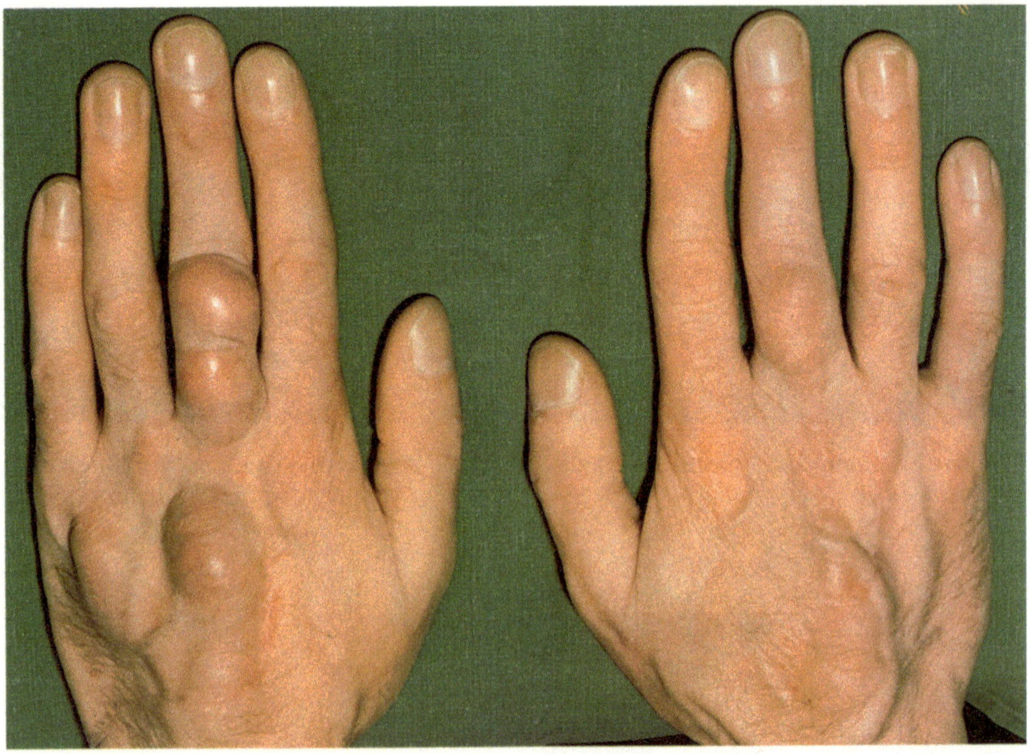

7.55 Xanthomata tendinosa. Feste Knoten an den Extensorensehnen. Patient mit familiärer Hypercholesterinämie.

7.56

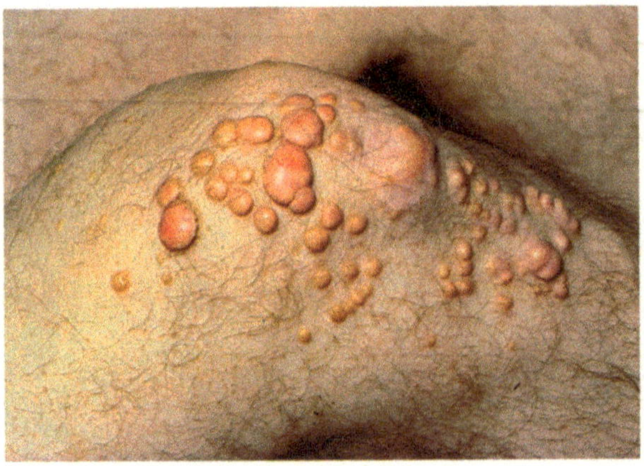

7.56 Tuberöse Xanthome bei Diabetes. In der Haut lokalisiert, ohne Verbindung zum darunterliegenden Gewebe, unbeeinflußt durch Insulintherapie.

7.57

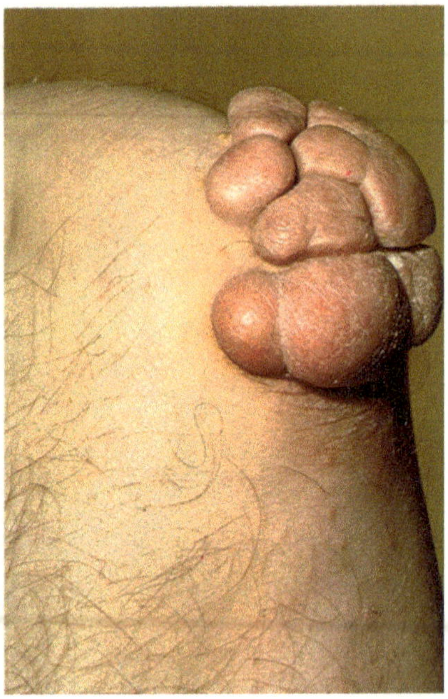

7.57 Fleischige tuberöse Xanthome aufgrund familiärer Hypercholesterinämie. Auftreten bei Diabetes, aber ohne kausale Beziehung.

8. Das Nervensystem

Der Diabetes kann Veränderungen am Nervensystem durch die Therapie (Insulin-induzierte Hypoglykämien), durch Gefäßveränderungen und durch Stoffwechselstörungen im peripheren und vegetativen Nervensystem hervorrufen.

Hypoglykämie

Hypoglykämien können durch Insulin-sezernierende Tumoren, verschiedene Drogen (darunter Alkohol) und am häufigsten durch therapeutisch verabreichtes Insulin verursacht werden. Da der zerebrale Stoffwechsel von einer konstanten Glukosezufuhr abhängig ist, führt selbst ein kurzzeitiger Mangel zu deutlichen Veränderungen der zerebralen Funktionen und letztlich zum Koma. Bei zu lange bestehendem hypoglykämischem Koma kommt es zu irreversiblen Schäden im Gehirn.

Die Symptome der Insulin-induzierten Hypoglykämie hängen davon ab, wie schnell der Blutglukosespiegel fällt, wie tief er absinkt und wie lange dieser Zustand andauert. Ein rascher Abfall des Blutzuckers infolge einer Überdosis Alt-Insulins hat eine starke Adrenalinausschüttung zur Antwort mit den Symptomen Schwitzen, Angst, Unruhe, Tremor, Hunger, Parästhesien und Herzklopfen. Langsam absinkender Blutzucker, wie er durch Depot-Präparate bedingt sein kann, führt zu zerebralen Dysfunktionen mit undeutlichem Sprechen, Doppelsehen, mangelnder Bewegungskoordination, geistiger Verwirrung und mangelnder Einsicht. Beide Formen können zum Koma führen, wenn sie nicht behandelt werden. Enzephalomalazie mit Dezerebrationssymptomen und Tod sind die finalen Folgen einer persistierenden Hypoglykämie. Auch orale Antidiabetika, besonders Sulfonylharnstoffe, können Hypoglykämien hervorrufen, insbesondere wenn ihre Wirkung durch andere Medikamente verstärkt wird, wie z. B. durch Phenylbutazon, Salizylate, Antidepressiva, Beta-Blocker und einige Antikoagulanzien. Derart induzierte Hypoglykämien setzen allmählich ein und sprechen schlecht auf intravenöse Dextrosegabe an; Glukagon sollte ebenfalls verabreicht werden, da es die Freisetzung von Glukose aus Glykogen in der Leber fördert.

Diabetisches Koma

Wahrscheinlich tragen viele Faktoren zur Bewußtlosigkeit bei einer Diabetesentgleisung bei. Die erhöhte Ketonproduktion bewirkt eine schwere metabolische Azidose, die auch ohne erhöhten Blutzucker zum Koma führen kann. Solche Zustände kommen des öfteren bei Diabetikern vor, die zwar Insulin erhalten, aber übermäßig viel Kohlenhydrate zu sich nehmen. Ähnlich kann eine metabolische Azidose mit dem Risiko des Komas bei exzessiver Milchsäureakkumulation entstehen. Die Laktazidose wird oft durch Phenformin und Buformin ausgelöst, wenn diese von Patienten mit Gewebehypoxie, etwa infolge einer chronischen Herz- oder Lungenerkrankung, eingenommen werden.

Sehr stark erhöhter Blutzucker läßt die Plasmaosmolalität steigen, und wenn dieser Zustand durch Dehydration und eine erhöhte Natrium-Plasmakonzentration potenziert wird, kommt es zu Stupor und Koma.

Meist liegen beim diabetischen Koma sowohl eine metabolische Azidose als auch Hyperosmolalität vor, wobei einer von beiden Faktoren überwiegen kann.

Abgesehen von Infektionen (Meningitis) und zerebralen Gefäßinsulten (besonders hämorrhagischen) treten noch zwei andere Komplikationen häufig während des diabetischen Komas auf. Die eine ist eine Erhöhung des intrakraniellen Drucks. Der rapide Abfall des Blutglukosespiegels fördert die Entstehung von Hirnödemen, die die Wiederaufnahme der zerbralen Funktionen nach Normalisierung des Blutzuckers und der Elektrolyte teilweise oder ganz verhindern können. Zum anderen kann eine disseminierte intravasale Koagulopathie (Verbrauchskoagulopathie) auftreten, die oft mit neurologischen Fokalsymptomen assoziiert ist und mit Heparin therapiert werden sollte.

Periphere Polyneuropathie

Pathologie

Partieller Verlust von Myelinsegmenten (segmentale Demyelinisierung) ist die wichtigste histopathologische Veränderung bei der diabetischen Neuropathie. Die Myelinscheide wird von den Schwann-Zellen gebildet. Bis heute ist jedoch ungeklärt, ob die Entmarkung auf eine Schädigung der Schwann-Zellen oder auf eine primäre Erkrankung des Axons zurückgeht. Im Frühstadium bleibt der Achsenzylinder intakt, in fortgeschrittenen Stadien zerfällt er, eine Remyelinisierung findet nicht statt.

Es konnte gezeigt werden, daß die chronische Hyperglykämie den Metabolismus in den peripheren Nerven dahingehend ändert, daß Glukose in den Fruktose-Sorbit-Stoffwechsel umgeleitet und Sorbit akkumuliert wird. Die genaue Ätiologie der diabetischen Neuropathie konnte noch nicht endgültig geklärt werden, da man zusätzlich zu den metabolischen Faktoren auch einige Gefäßanomalien entdeckt hat. Thrombosen in den kleinen intra- und perineuralen Blutgefäßen sowie eine veränderte Plättchenfunktion konnten nachgewiesen werden. Was auch immer die Ursache oder die Ursachen der diabetischen Neuropathie sein mögen, die charakteristische funktionelle Störung bei der elektrophysiologischen Untersuchung ist die verzögerte Nervenleitgeschwindigkeit.

Klinische Symptome

Beim unbehandelten Diabetiker können neuropathische Symptome auftreten, die wahrscheinlich durch den erhöhten Blutglukosespiegel bedingt sind. Parästhesien in den Extremitäten, Schmerz und Taubheitsgefühl in Füßen und Unterschenkeln können Initialsymptome eines Diabetes sein. Sie verschwinden gewöhnlich mit dem Einsetzen der Therapie und der Normalisierung des Blutglukosespiegels.

Von größerer Beständigkeit sind die Symptome der Neuropathie bei lange bestehendem Diabetes. Sensibilitätsverlust der Füße in erster Linie, aber auch der Hände, ist häufig. Zusätzlich können, besonders nachts, unangenehme Parästhesien oder Tiefenschmerzempfindungen in den Beinen auftreten. Weiterhin können Muskelatrophien der kleinen Hand- und Fußmuskeln, sowie abgeschwächte oder fehlende Reflexe in den Beinen beobachtet werden. Die Sensibilität für „stumpf–spitz“ kann fehlen, das Vibrationsempfinden eingeschränkt sein; die Tiefensensibilität geht verloren. Die Folgeschäden dieser Neuropathien sind gewöhnlich evident: Die Behaarung der unteren zwei Drittel der Beine verschwindet, man beobachtet atrophische Bezirke der Beinhaut (Dermopathie) und häufig schmerzlose, neuropathische Ulcera an den Fußsohlen.

In schweren Fällen kann der Verlust der propriozeptiven Reizleitung zu sensorischer Ataxie mit schwankendem Gang führen, der manchmal auch als „Pseudotabes“ bezeichnet wird. Oft wird diese Behinderung durch schlechtes Sehvermögen verschlimmert.

Diabetische Amyotrophie

Diese Form der Neuropathie befällt hauptsächlich motorische Fasern. Sie tritt am häufigsten bei älteren Männern auf und wird von unerträglichen persistierenden Schmerzen begleitet. Meist sind die proximalen Beinmuskeln, manchmal auch die Schultermuskeln, betroffen. Schwächung und Atrophie der Muskeln können dazu führen, daß der Patient nicht mehr gehen kann. Diese Symptome können bei Patienten mit bereits lange bestehender Neuropathie auftreten. Sie können sich aber auch bei frisch diagnostizierten Diabetikern, vor allem bei schlechter Stoffwechselführung, manifestieren.

Die Befunde bei der körperlichen Untersuchung sind variabel. Die Reflexe fehlen fast immer, während die Sensibilitätsausfälle sehr unterschiedlich ausgeprägt sein können. Muskelatrophien, insbesondere des M. quadriceps, können mit Faszikulieren einhergehen. Beim Plantarreflex wird manchmal eine Streckung beobachtet.

Die Störung kann über viele Wochen und Monate bestehen, die meisten Patienten erholen sich jedoch allmählich bei nachlassenden Schmerzen und Kräftigung der Glieder. Voraussetzung dafür ist eine optimale Stoffwechseleinstellung, wenn auch bisher nicht mit Sicherheit nachgewiesen wurde, daß sich eine Besserung aufgrund vorbildlicher Stoffwechselführung einstellt.

Mononeuropathie

Häufig sind einzelne Nerven vom Diabetes betroffen. Unter den Hirnnerven sind am häufigsten der N. abducens, manchmal der N. oculomotorius oder beide zusammen befallen. Typische Symptome sind Diplopie und Schielen.

Veränderungen der peripheren Nerven führen zu Muskelschwäche und -atrophie, Schmerzen und Sensibilitätsausfällen, je nachdem welcher Nerv erkrankt ist. Veränderungen des N. ulnaris haben Atrophien der kleinen Handmuskeln zur Folge. Weitere häufig betroffene Nerven sind die Nn. medianus, femoralis und ischiadicus. Auch die Interkostalnerven können geschädigt werden (Mononeuropathie des Rumpfes); dabei überwiegen meist die sensiblen Ausfälle, gelegentlich kann man aber auch eine Vorwölbung der Abdominalwand beobachten.

Mononeuropathien remittieren in der Regel, aber unter Umständen nur langsam und unvollständig.

Charcot-Gelenke entwickeln sich bei Diabetes vorzugsweise an bestimmten Gelenken, nämlich fast immer in den Intertarsalgelenken, seltener in den Tarso-Metatarsalgelenken, Metatarso-Phalangealgelenken oder Sprunggelenken. Diese Lokalisation der Charcot-Gelenke ist pathognomisch für Diabetes und unterscheidet ihn von Tabes (Befall der Knie) und von Syringomyelie (Befall der Schulter- und Ellbogengelenke). Röntgenbilder zeigen die veränderten Gelenke mit Knochenerosion und verschmälertem Gelenkspalt. Bei der klinischen Beobachtung fällt eine Verkürzung und Verbreiterung des Fußes bei eingesunkenem Fußgewölbe und einer Tendenz zur Eversion auf. Die Fußdeformität erfordert das Tragen von orthopädischen Schuhen und verleiht einen plumpen Gang. Es treten keine Schmerzen auf, und die Mobilität des Patienten ist nicht wesentlich eingeschränkt.

Autonome Neuropathie

Bei lange bestehendem Diabetes kann das vegetative Nervensystem in beträchtlichem Ausmaß befallen sein, wobei nicht unbedingt auch eine periphere Neuropathie vorliegen muß.

Herz und Kreislauf

Bei Diabetikern beobachtet man häufig eine orthostatische Hypotonie, gelegentlich mit unangenehmen Symptomen wie Benommenheit oder Schwindel, die vom Patienten oft fälschlich für Anzeichen einer Hypoglykämie gehalten werden. Aus nicht ganz geklärten Gründen kann nach Insulininjektionen der Blutdruck kurzfristig absinken.

Eine vegetative Denervation (Reizleitungsstörung) des Herzens kann mittels verschiedener einfacher Tests aufgedeckt werden. Der Valsalva-Versuch verläuft negativ: Die forcierte Ausatmung bei geschlossenem Mund und geschlossener Nase verändert weder Puls noch Blutdruck. Ein festes längeres Greifen mit der Hand führt nicht zum normalen Blutdruckanstieg. Während das normale Herz die Schlagfrequenz variiert, fehlt diese Reaktion bei Diabetikern mit vegetativen Ausfällen. Dies hat die wichtige Konsequenz, daß das Herz nicht auf Stress reagieren kann. Bei Diabetikern mit koronarer Herzkrankheit treten seltener Angina-pectoris-Schmerzen auf, was vielleicht den manchmal plötzlichen Tod von Diabetikern erklärt.

Tabelle 4: Vegetative Reizleitungsstörungen des Diabetikerherzens

Persistierende Tachykardie
Konstante Pulsfrequenz
Keine Erhöhung der Herzleistung
Hypotonie im Stehen oder bei körperlicher Anstrengung
Therapieresistenz der Tachykardie
Hypersensibilität gegenüber Katecholaminen mit Herzstillstand und Arrhythmie
Kein Angina-Pectoris-Schmerz, schmerzlose Koronarthrombosen

Gastrointestinaltrakt

Atonie des Ösophagus und verzögerte Magenentleerung sind bei lange bestehendem Diabetes die charakteristischen Röntgenbefunde. Diese Symptome könnten für das periodisch auftretende Erbrechen bei Diabetes verantwortlich sein, das wegen der Gefahr einer Ketoazidose bei diesen Patienten besonders unerwünscht ist. So wird auch die Gastroparese oft von einer Ketoazidose begleitet, und die meisten Patienten mit diabetischem Koma zeigen bei der Aufnahme Erbrechen und Magendilatation.

Intermittierende Diarrhoen, sowohl nachts als auch tagsüber, charakterisieren die diabetische Enteropathie. In der akuten Phase kann es im Laufe des Tages zu bis zu zwanzig dünnen Stuhlentleerungen kommen, und vor allem bei älteren Diabetikern tritt oft nächtliche Stuhlinkontinenz hinzu. Die Diarrhoe kann wochenlang andauern, und obwohl dies für die Patienten quälend ist, sehen sie oft nicht krank aus und zeigen keine weiteren körperlichen Störungen. Es muß bemerkt werden, daß Diarrhoe bei Diabetikern nicht immer im Zusammenhang mit einer Neuropathie steht. Chronische Pankreatitis sowie das Malabsorptionssyndrom sind ebenfalls nicht selten Ursache der Diarrhoe bei Diabetes.

Haut

Veränderungen in der Schweißsekretion, oft unter Ausbildung von anhidrotischen Bezirken, können bei diabetischer Neuropathie auftreten. Seltener findet man übermäßiges Schwitzen an Kopf und Nacken nach dem Verzehr von Käse oder Curry, das sogenannte Geschmacksschwitzen.

Blasendysfunktion

Untersuchungen der Harnblasenfunktion bei langjährigen Diabetikern zeigen, daß eine schlechte Blasenentleerung (Restharnbildung) bei der Miktion relativ häufig ist. Dies kann zu Harnverhaltung führen, was Infektionen begünstigt und eine Pyelonephritis zur Folge haben kann.
Der Patient bemerkt wahrscheinlich einen schwachen Urinstrahl und seltene Miktion. Beim Auftreten einer Infektion wird eine häufige, imperative aber nur tropfenweise Miktion beobachtet. Die Untersuchung des Abdomens ergibt oft eine symptomfreie Vergrößerung der Harnblase. Dies könnte ebenso gut auf eine Prostatavergrößerung hinweisen, und bei älteren Patienten können durchaus beide Ursachen vorliegen.

Impotenz

Impotenz ist bei Diabetikern nach 20jährigem Krankheitsverlauf häufig. Wahrscheinlich werden die parasympathischen Fasern angegriffen, die die Erektion steuern. In den meisten Fällen ist die Libido unverändert, die Spermatogenese ist normal, es kann jedoch zur retrograden Ejakulation kommen.

8.1 Tödliche Hypoglykämie bei irreversiblen Hirnschäden. Diese Diabetikerin hatte sich selbst Insulin verabreicht und anschließend reichlich Alkohol zu sich genommen. Einlieferung ins Krankenhaus erst viele Stunden danach. Die Gabe von Glukagon und intravenöser Dextrose blieb wirkungslos. Alkohol hemmt die hepatische Glukoneogenese und verlängert so die Hypoglykämie.

8.1

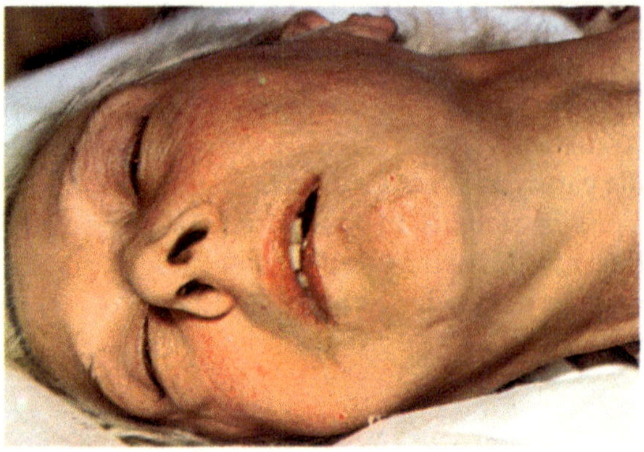

8.2

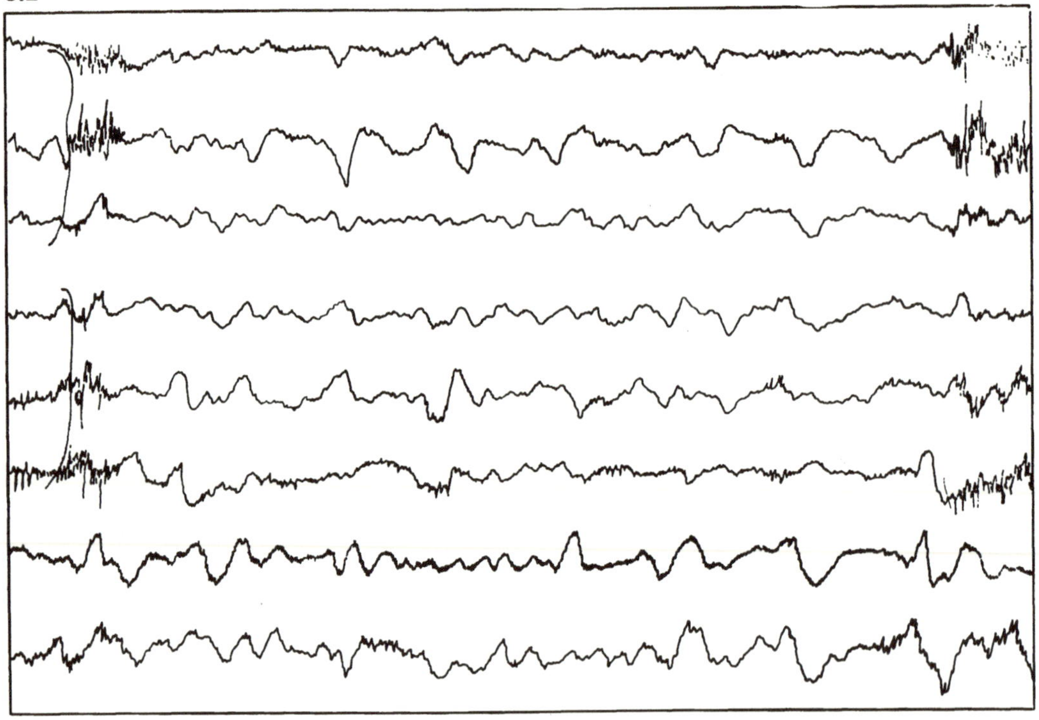

8.2 Abflachung der Alpha-Wellen mit generalisierter Aktivität der langsamen Delta-Wellen. (Elektroenzephalogramm der Patientin von **8.1**)

8.3 Degenerierte Purkinje-Zellen mit dichten, pyknotischen Kernen (Pfeil). Großhirnrindenpräparat der Patientin von **8.1** *(× 150)*

8.3

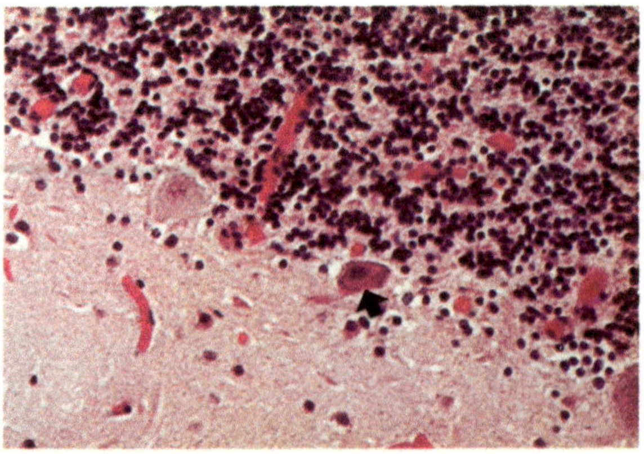

8.4

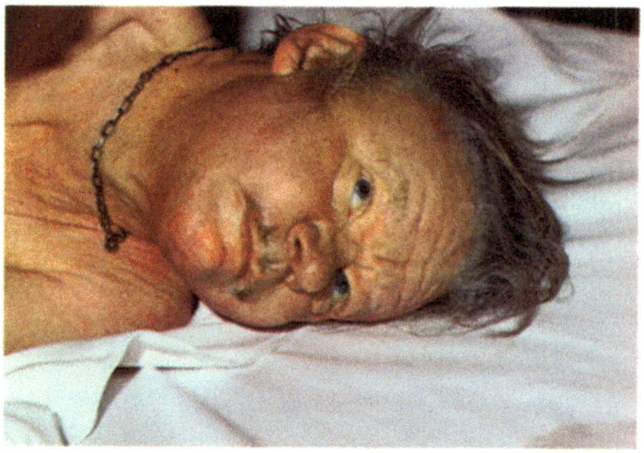

8.4 Hypoglykämie, induziert durch die Weiterführung der Chlorpropamidtherapie bei gleichzeitigem Beginn einer Therapie gegen Depressionen mit Monoaminooxidase-Hemmern (MAO-Hemmern). Viele Medikamente (z. B. MAO-Hemmer, Sulfonamide, Salizylate, Phenylbutazon, Oxyphenbutazon und Beta-Blocker) können die hypoglykämische Wirkung oraler Antidiabetika verstärken. Behandelt wird mit intravenöser Glukose- und/oder subkutaner bzw. intramuskulärer Glukagongabe. Gute Wiederherstellung bei diesem Patienten.

8.5

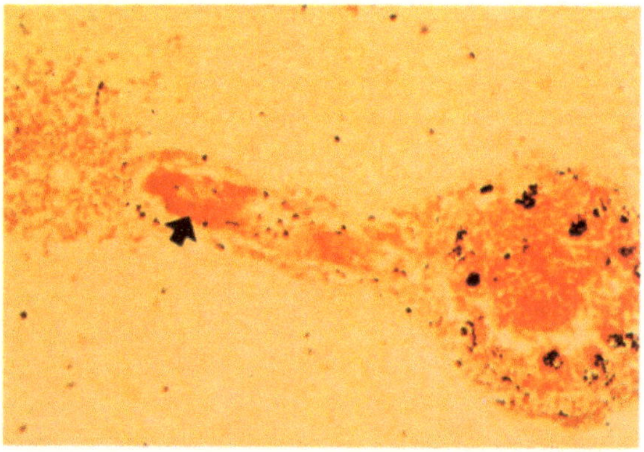

8.5 Disseminierte intravasale Gerinnung (Verbrauchskoagulopathie). Hirnpräparat eines Patienten, der im ketoazidotischen Zustand verstarb. Gefäß mit fibrinhaltigem Seitenarm und distaler kleiner Petechie (Pfeil). *(× 400)*

8.6

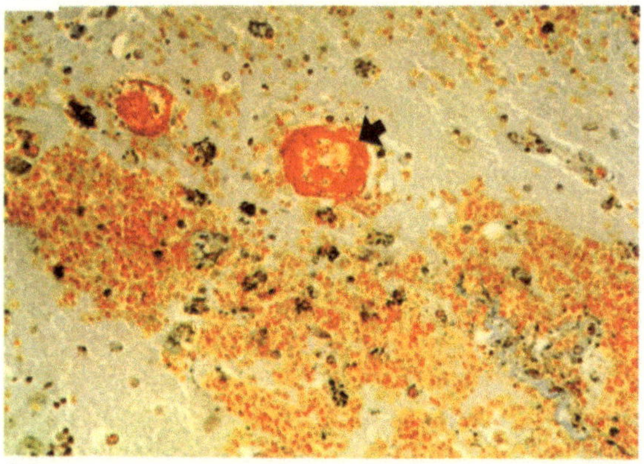

8.6 Disseminierte intravasale Gerinnung (Verbrauchskoagulopathie). Hirnpräparat eines ähnlichen Falles wie in Abb. **8.5.** Zwei fibrinhaltige Blutgefäße (Pfeil), in Martius-Scharlach-Blau-Färbung rot gefärbt. *(× 400)*

8.7

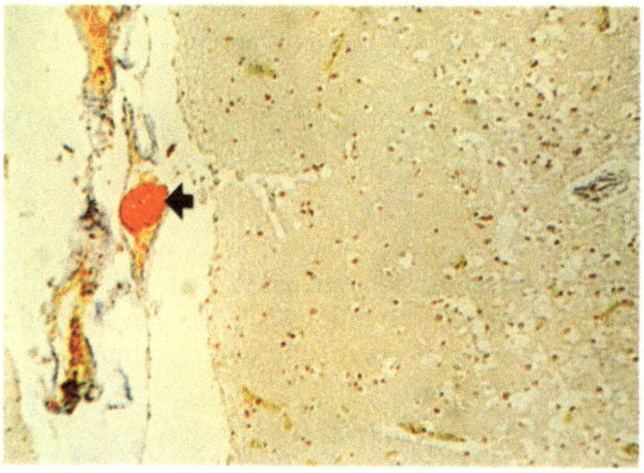

8.7 Meningealgefäß mit rotem Fibrinklumpen (Pfeil) in einem Hirnpräparat. Deutliche Vakuolisierung der Neurone und Gliazellen der Großhirnrinde. *(MSB × 400)*

8.8 Hyperosmolares Koma. Älterer Patient, aufgenommen mit schwerer Bronchopneumonie und ausgeprägter Hyperglykämie, aber ohne Ketoazidose. Gravierende Dehydration mit Turgorabfall im Gewebe wegen zu geringer Flüssigkeitsaufnahme bei hyperglykämischer osmotischer Diurese.

8.8

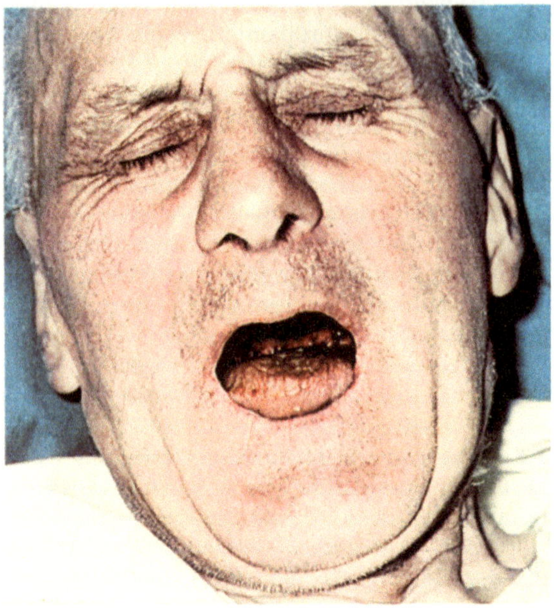

8.9

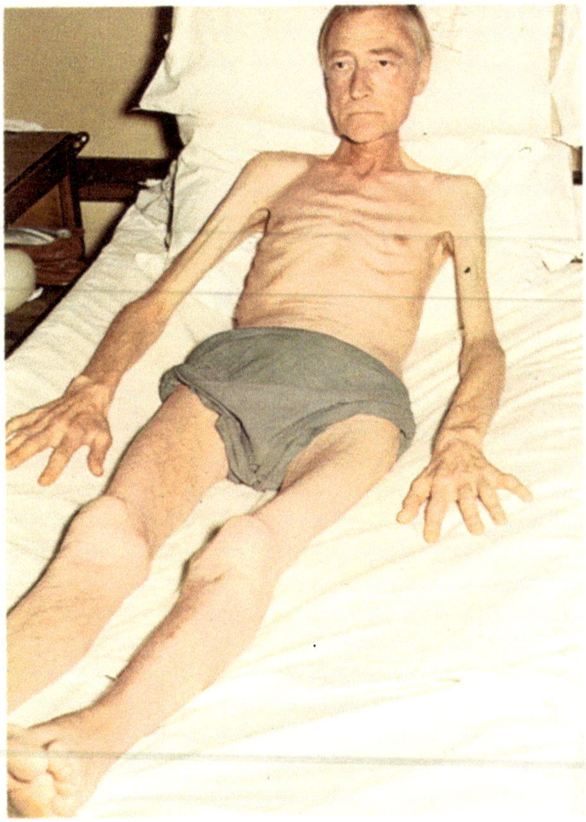

8.10

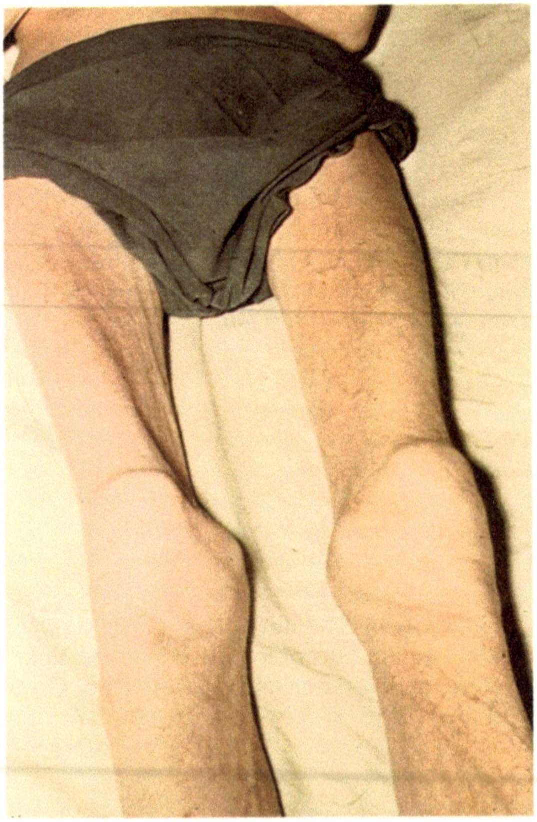

8.9 Diabetische Amyotrophie. Der Patient litt unter Schmerzen und Schwäche in den Beinen. Er konnte nicht gehen und sein Diabetes war schlecht eingestellt.

8.10 Diabetische Amyotrophie. Atrophierte Quadrizepsmuskeln des Patienten von **8.9**. Areflexie. In der Regel kommt es zur langsamen Erholung, wenn eine gute Stoffwechselführung erreicht wird.

8.11

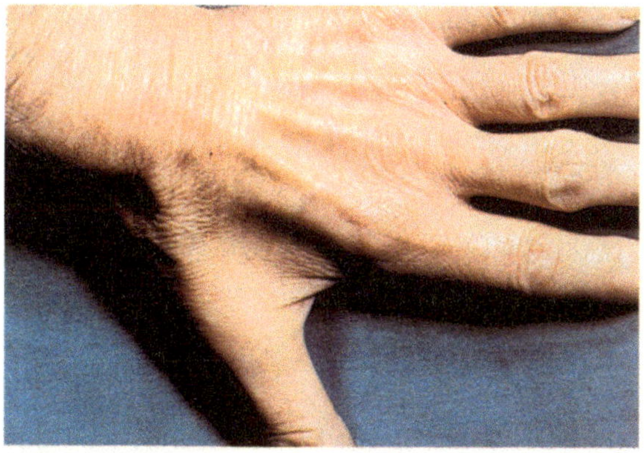

8.11 Ulnaris-Mononeuropathie. Atrophie der kleinen Handmuskeln bei einem Diabetiker.

8.12

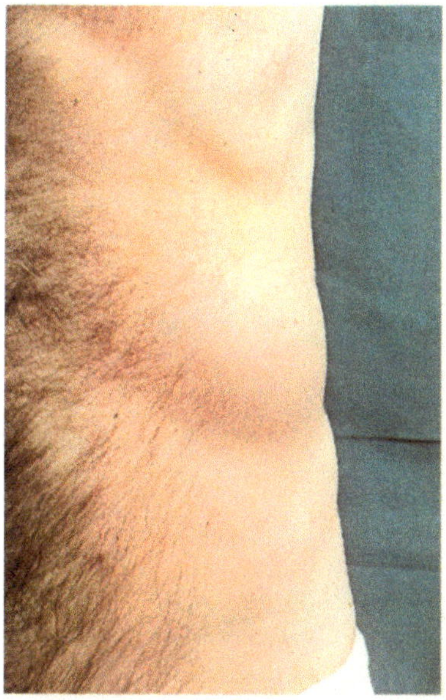

8.12 Mononeuropathie des Rumpfes. Befall des 8. Interkostalnerven. Vorgewölbte laterale Bauchwand bei einem Diabetiker.

8.13

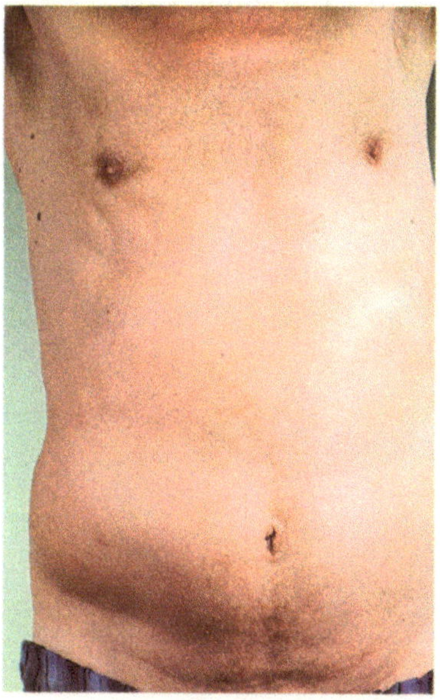

8.13 Mononeuropathie des Rumpfes. Ausfall des 11. Interkostalnerven mit hervortretender unterer Bauchwand.

8.14

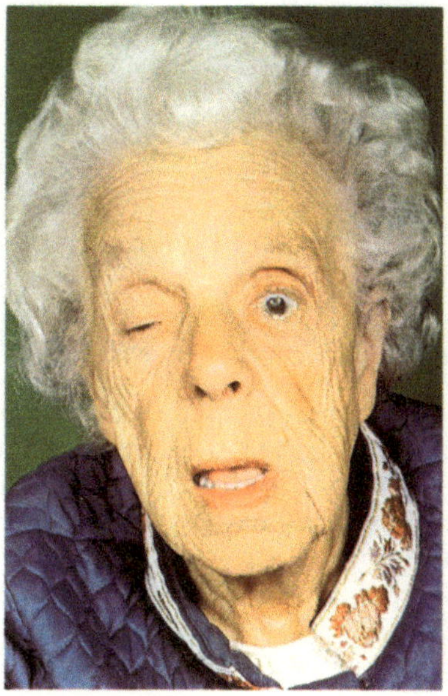

8.15

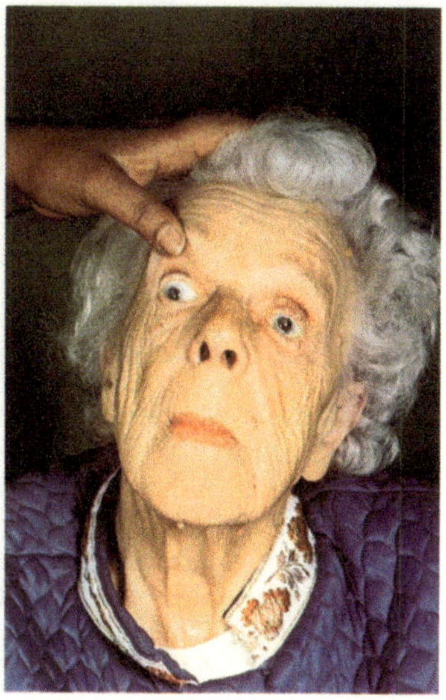

8.14 Diabetische Mononeuropathie. Rechtsseitige Lähmung des N. oculomotorius mit Ptosis bei einer älteren Diabetikerin.

8.15 Deviation der Blickrichtung nach unten und außen (Patientin von **8.14**). Besserung ist zu erwarten.

8.16

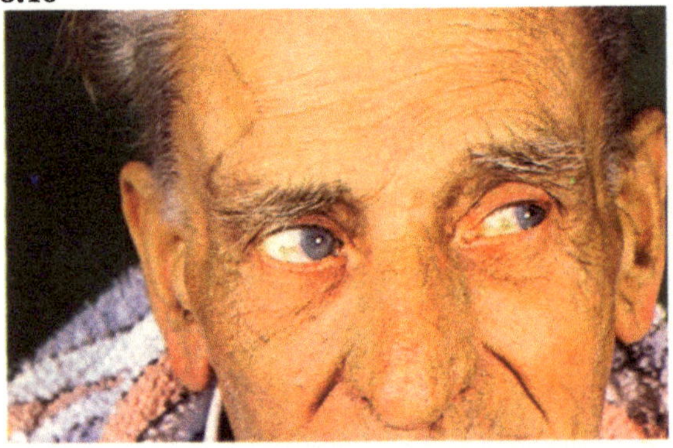

8.17

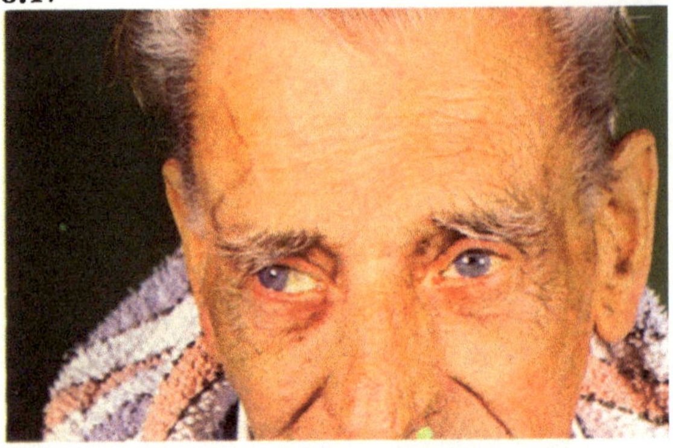

8.16 Diplopie. Linksseitige partielle Lähmung des N. oculomotorius bei einem Diabetiker. Diplopie war Initialsymptom. Kein Doppelsehen bei Blick nach links.

8.17 Diplopie bei Blick nach rechts, weil das linke Auge sich nicht nach innen bewegen kann. (vgl. **8.16**). Gute Wiederherstellung nach 2 Monaten.

8.18

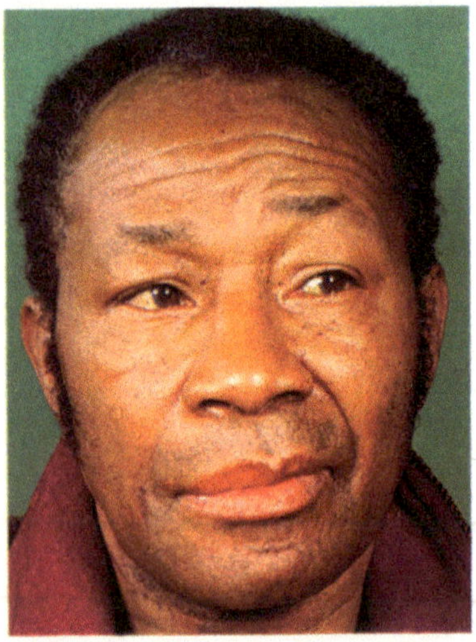

8.18 Abduzens- und Fazialisparese rechts bei Typ-II-Diabetiker. Initialsymptome waren schlaffes Gesicht und Doppelsehen. Die rechte Gesichtshälfte ist gelähmt.

8.19 Doppelsehen bei Blick nach rechts, weil das rechte Auge nicht nach außen gedreht werden kann. Gute Rückbildung beider Lähmungen nach 2 Monaten.

8.19

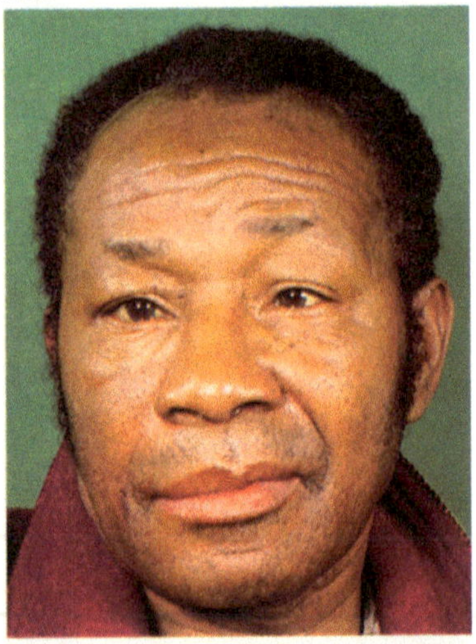

8.20

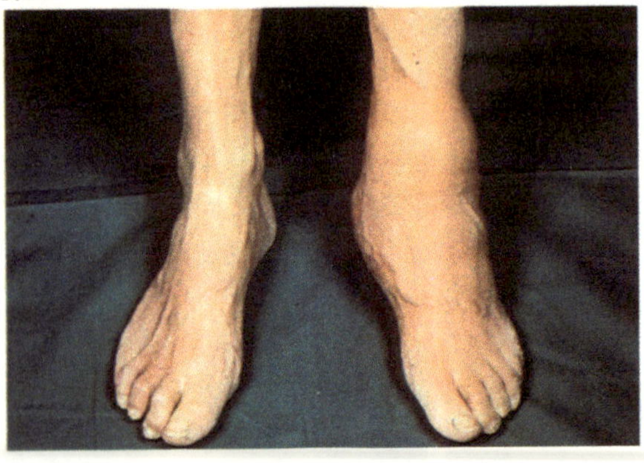

8.21

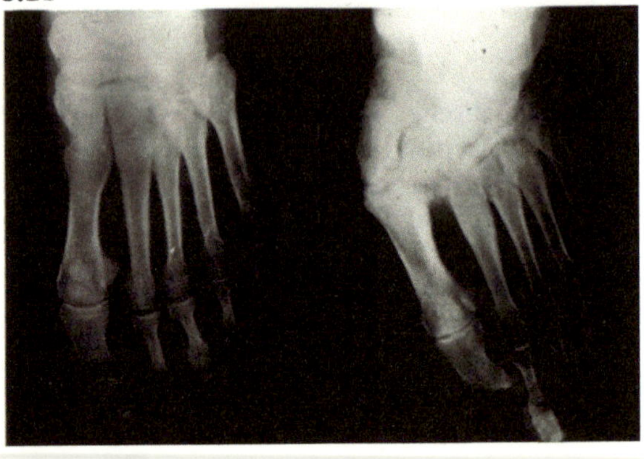

8.20 Charcot-Gelenk am linken Fuß. Schmerzlose Distortion und Verbreiterung des linken Vorderfußes und Sprunggelenkes. Nur geringe funktionelle Behinderung, Tragen eines besonders breiten Spezialschuhs notwendig. Gute Durchblutung, aber fehlende Sensibilität und Reflexe bei der Untersuchung.

8.21 Charcot-Gelenk des linken Fußes und normales Röntgenbild 5 Jahre vorher zum Vergleich. Erhebliche Veränderungen der Intertarsalgelenke.

8.22

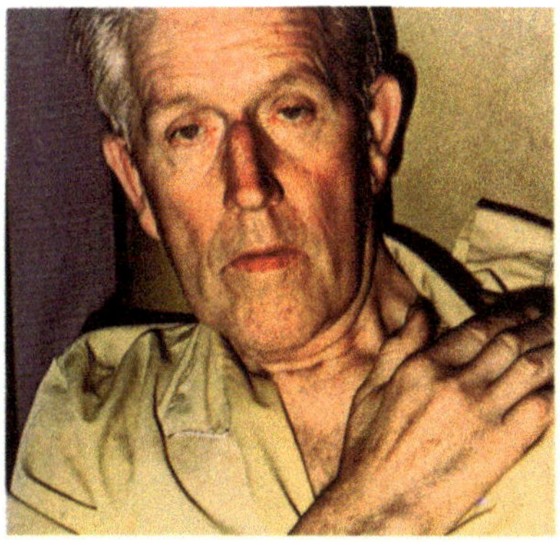

8.23

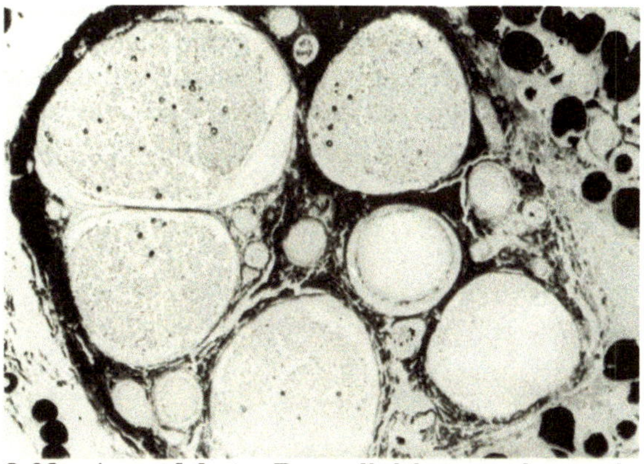

8.22 Pseudotabes bei lange bestehendem Diabetes. Ptosis, Muskelatrophie und sensorische Ataxie bei Sensibilitätsverlust und Arreflexie der unteren Extremität. Anisokorie und schwache Lichtreaktion, z. T. infolge chronischer Iritis. Der Zustand erinnert an Tabes, ist jedoch auf diabetische Neuropathie zurückzuführen.

8.23 Ausgedehnte Demyelinisierung der meisten Axone des N. suralis. Querschnittpräparat, lange bestehender Diabetes. *(Elektronenmikroskop x 500)*

8.24

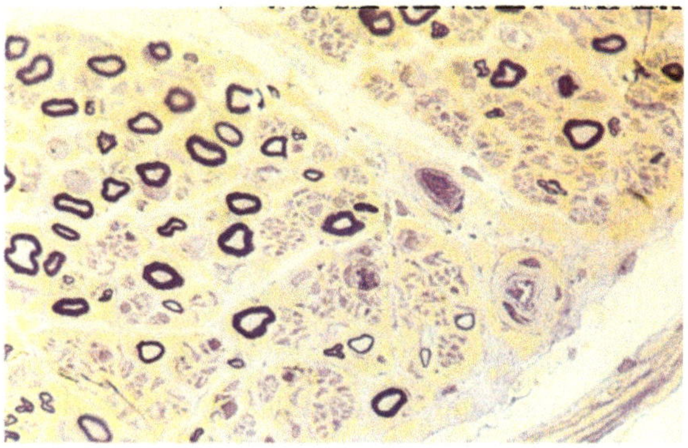

8.24 Chronische sensible diabetische Polyneuropathie. Bioptisches Präparat des N. suralis mit Nervenfaserverlust. Querschnitt mit starkem Verlust markreicher Fasern. *(Thionin-Akridin-Orange x 80)*

8.25

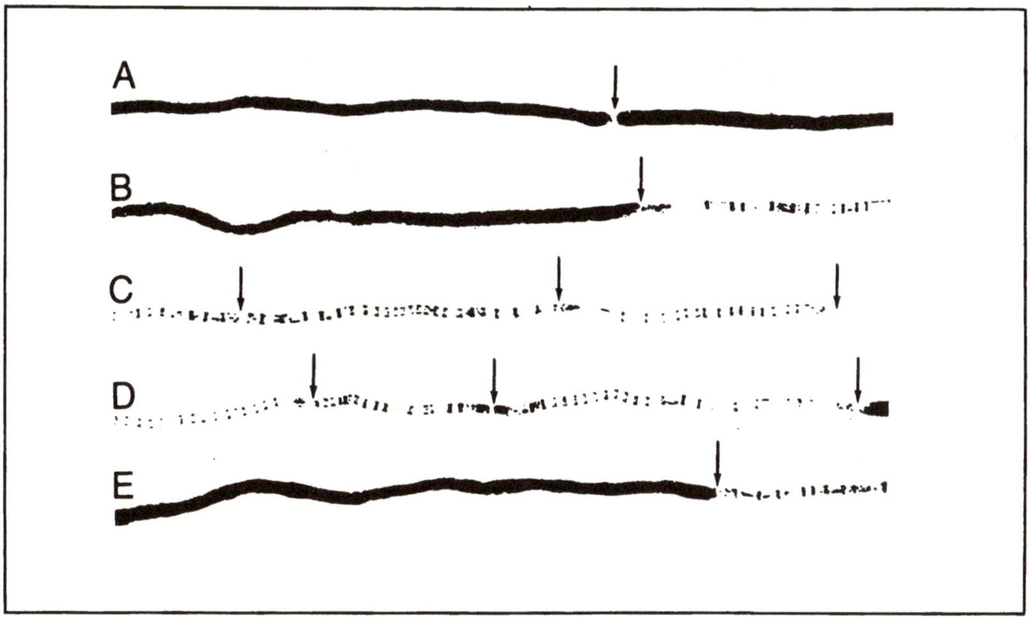

8.25 Diabetische Neuropathie. Segmentale Demyelinisierung. Einzelne Nervenfasern aus dem N. peroneus communis eines Patienten mit diabetischer Neuropathie. Fortlaufende Faser von A über B usw. bis E von links nach rechts zu lesen. Pfeile an den Ranvier'schen Schnürringen. Die Faser zeigt erhaltene Segmente mit dicker Markscheide und dazwischen remyelinisierte Segmente mit dünner Markscheide. Die dunklen Querbanden sind Schmidt-Lantermann'sche Einkerbungen. *(Osmiumsäure × 500)*

8.26 **Diabetische Neuropathie.** Bioptisches Präparat des N. suralis mit thrombosiertem Gefäß. Der häufige Befund von Gefäßveränderungen bei Schädigungen der peripheren Nerven deutet auf eine ätiologische Bedeutung der diabetischen Mikroangiopathie hin *(× 300)*.

8.26

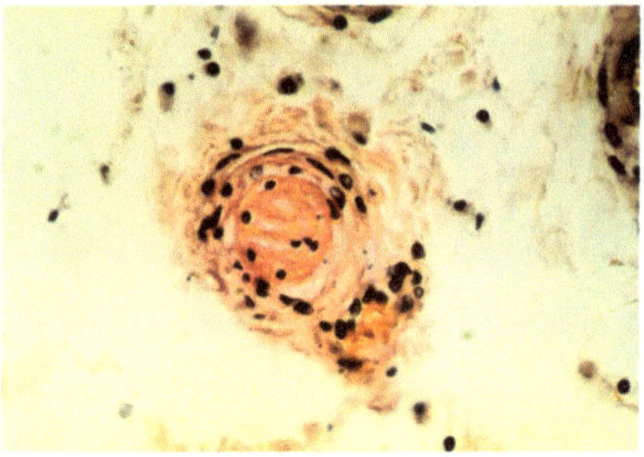

8.27 **Diabetische Neuropathie.** Bioptisches Präparat des N. suralis mit einem organisierten Thrombus in einem kleinen, den Nerven versorgenden Blutgefäß *(× 300)*.

8.27

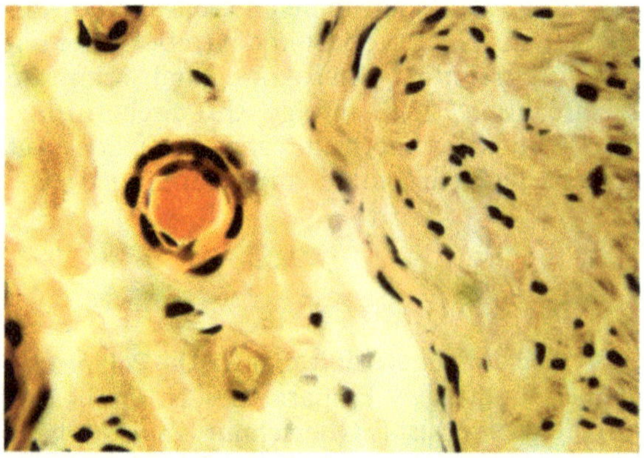

8.28 **Diabetische Neuropathie.** Bioptisches Präparat des N. suralis mit kleinem mit Fibrin ausgekleideten Gefäß. Fibrin durchsetzt auch die Gefäßwand (Pfeil). Solche Fibrinablagerungen könnten von pathogenetischer Bedeutung bei der diabetischen Neuropathie sein *(× 300)*.

8.28

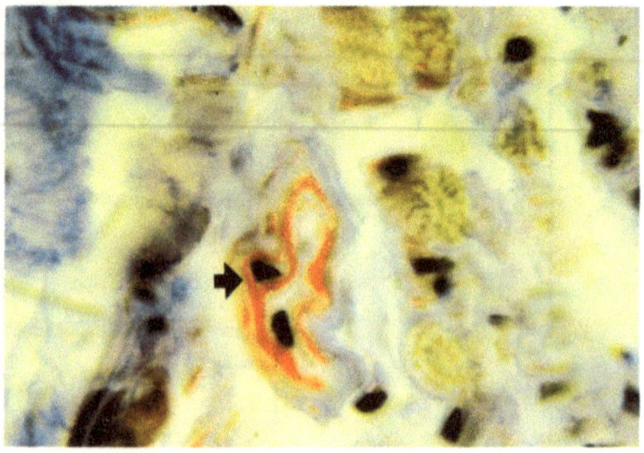

8.29 **Diabetische Neuropathie.** Autoptisches Präparat einer 18-jährigen Diabetikerin, die in ketoazidotischem Zustand infolge einer Verbrauchskoagulopathie verstarb. Blutgefäße in der Nähe des N. suralis verschlossen durch fibrinreichen, erythrozytenhaltigen Thrombus (gelb gefärbt) und Fibrinablagerung bis in die Media der Gefäßwand *(× 200)*.

8.29

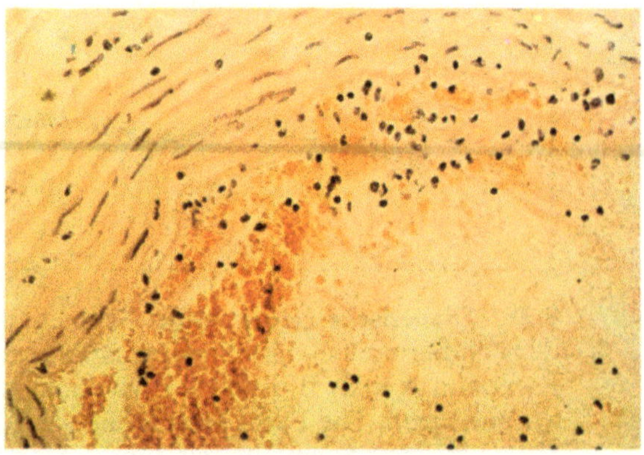

8.30

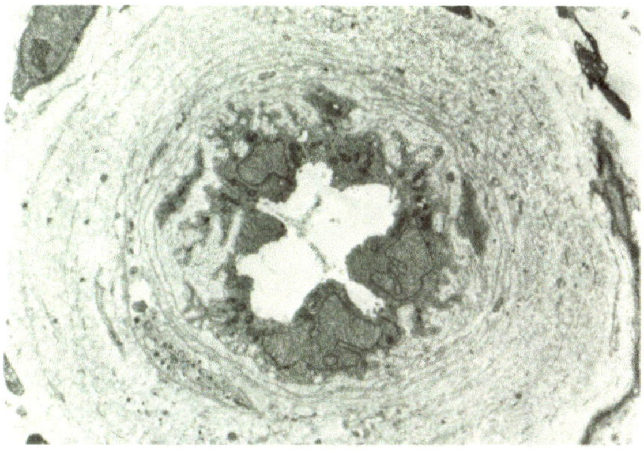

8.30 Endoneurale Kapillare. Biopsiepräparat des N. suralis von einem Patienten mit diabetischer Neuropathie. Die Zellen des Endoneuriums sind von vielen Schichten Basalmembran zusammen mit Kollagenfibrillen umgeben. *(Elektronenmikroskop × 1200)*

8.31

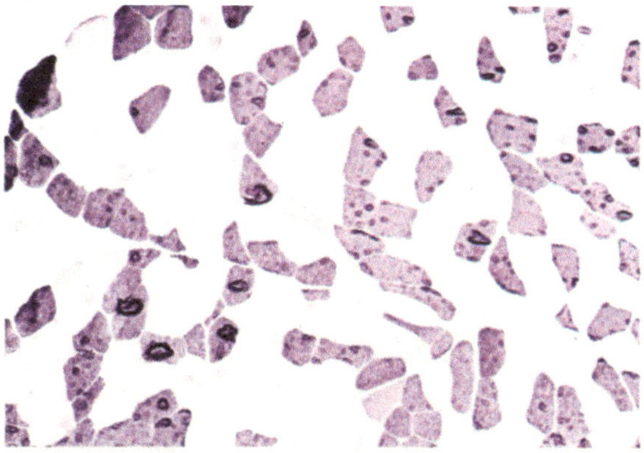

8.31 Normaler Befund bei einer Muskelbiopsie. Präparat von einem Diabetiker mit normaler Funktion der peripheren Nerven. Normale Schachbrettfelderung der hell und dunkel angefärbten Zonen. *(ATP-ase × 100)*

8.32

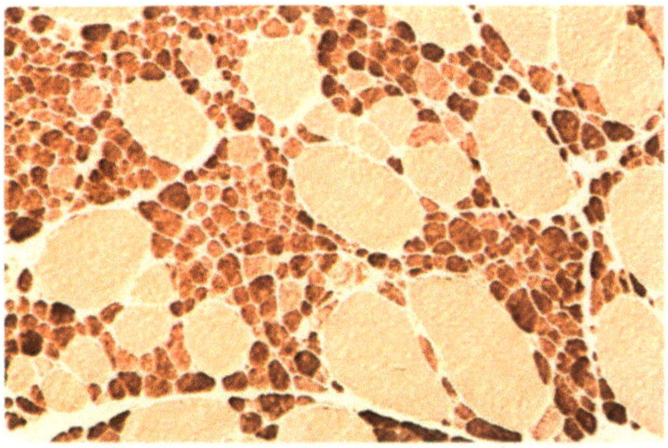

8.32 Diabetische periphere Neuropathie. Bioptisches Muskelpräparat mit dunkel gefärbten degenerierten Fasern und blassen hypertrophen Fasern von abnormem Aussehen *(ATP-ase × 100).*

8.33

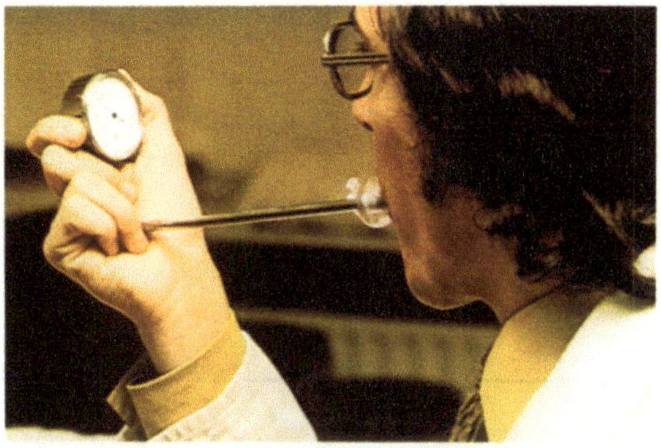

8.33 Valsalva-Versuch zur Diagnose der diabetischen autonomen Neuropathie. Der Patient bläst in das Mundstück und hält für 15 Sekunden einen Druck von 40 mm auf dem Manometer. Die Herzfrequenz wird in einem EKG registriert. Normale Personen zeigen eine Sinusbradykardie, bei Diabetikern bleibt die Herzfrequenz unverändert.

8.34 Test bei autonomer Neuropathie. Handgrifftest für 5 Minuten. Bei autonomer Neuropathie beträgt der Blutdruckanstieg diastolisch weniger als 10 mmHg.

8.34

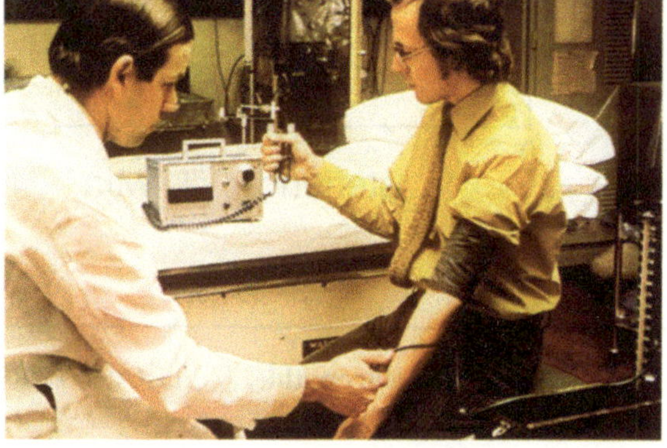

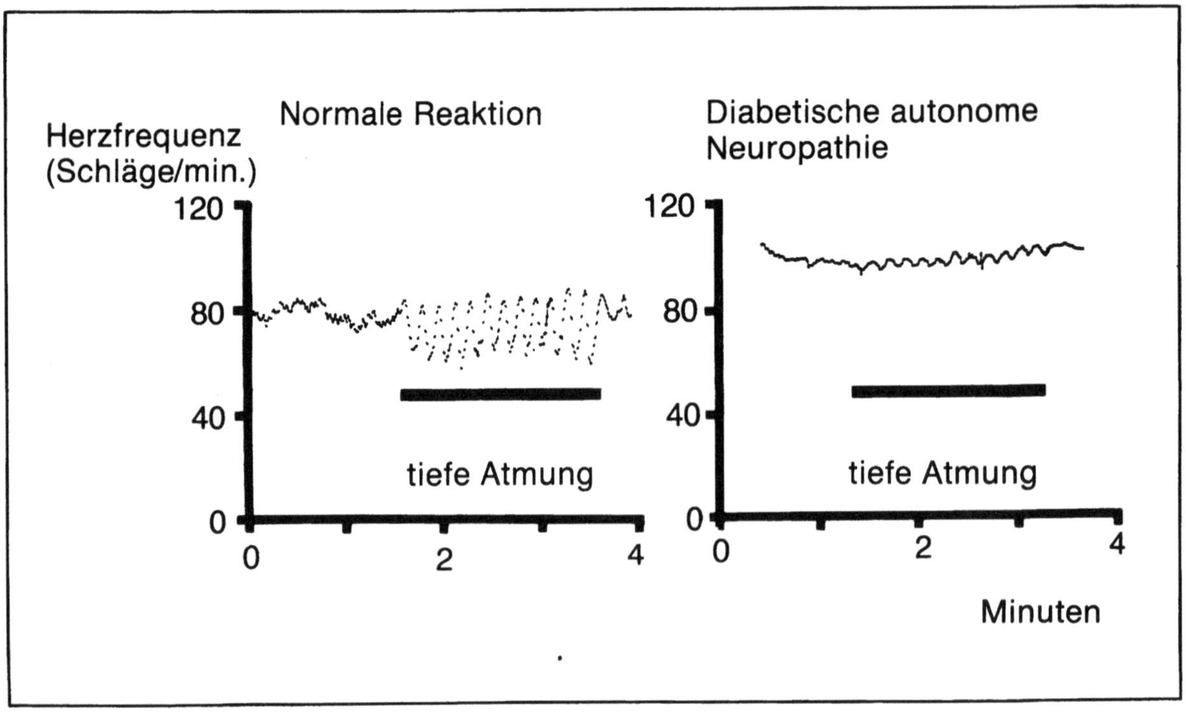

8.35 Fehlen der Schlagfrequenzänderung bei tiefer Atmung bei diabetischer autonomer Neuropathie im Vergleich zur normalen Reaktion.

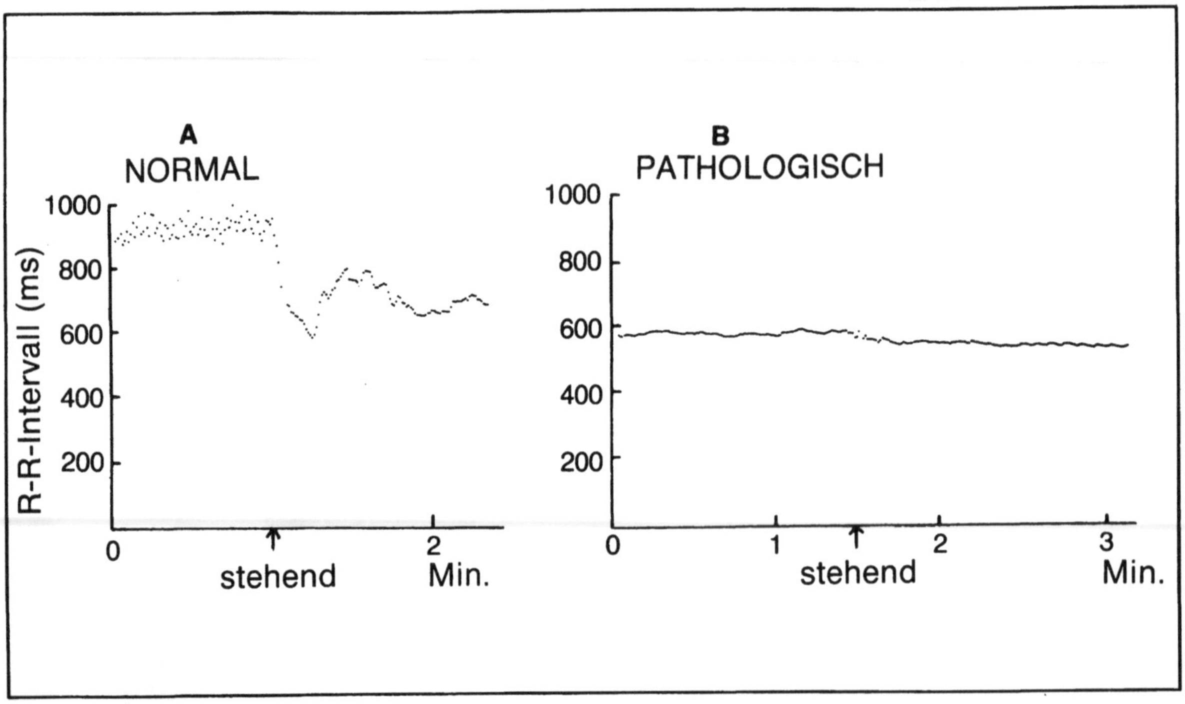

8.36 Autonome Neuropathie. Verlust der R-R-Variation bei diabetischer autonomer Neuropathie.

8.37

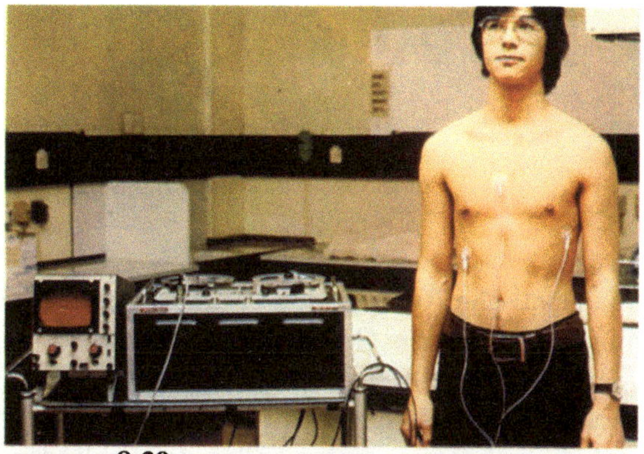

8.37 Herzfrequenz im Liegen und Stehen. Das R-R-Intervall wird vom Elektrokardiographen 15 und 30 Schläge nach dem Aufstehen aufgezeichnet.

8.38

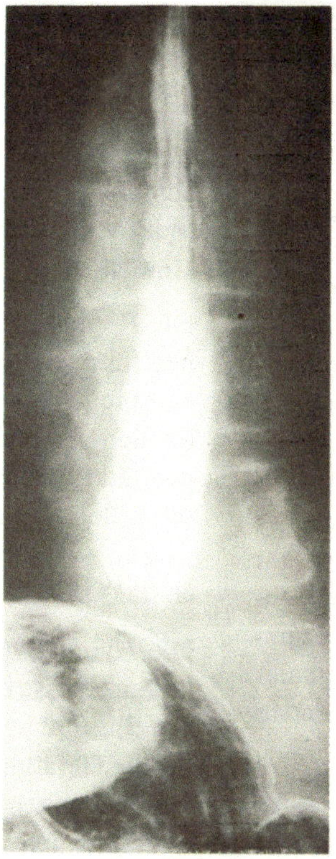

8.39

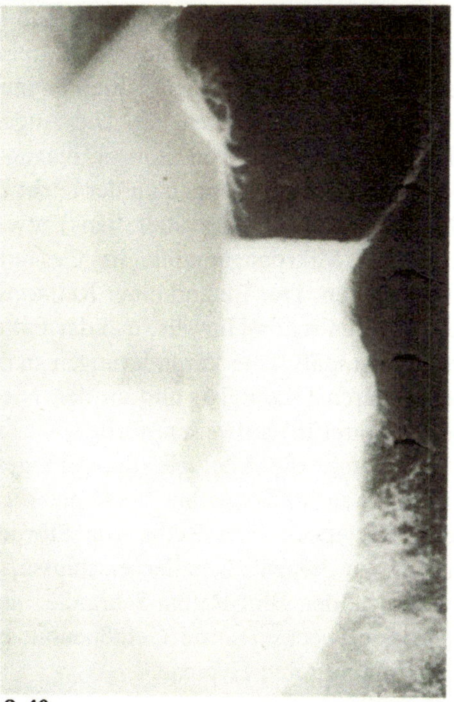

8.38 Autonome Denervation. Bariumkontrastbrei zeigt träge Kontraktionen und Dilatation des Ösophagus infolge autonomer Denervation.

8.39 Autonome Neuropathie. Bariumkontrastbrei im Magen 3 Stunden nach Einnahme. Atonie des Magens und Duodenums bei diabetischer autonomer Neuropathie.

8.40

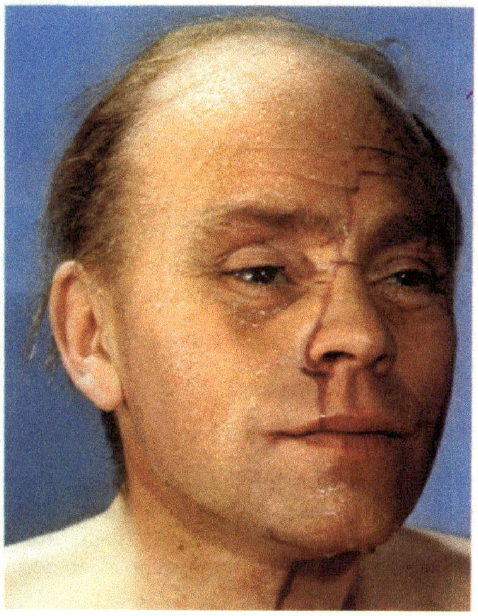

8.40 Autonome Neuropathie. Geschmacksschwitzen: deutliches Schwitzen im Gesicht eines Diabetikers nach einer Mahlzeit, ausgelöst besonders durch Gewürze und Käse. Jodid wurde auf das Gesicht aufgetragen, um die betroffenen Bezirke durch Entfärbung hervorzuheben.

9. Das Auge

Die diabetische Retinopathie ist die häufigste Erblindungsursache in Großbritannien (Tabelle 5). Eine erfolgreiche Behandlung, insbesondere bei Einsatz der Lichtkoagulation (Laserstrahlbehandlung), kann heute in vielen Fällen das Erblinden hinausschieben oder verhindern, so daß die sorgfältige und regelmäßige ophthalmoskopische Untersuchung des diabetischen Patienten immer größere Bedeutung erhalten hat. Die Augenspiegelung ist außerdem von hohem diagnostischem Wert, weil Beobachtungen an der leicht zugänglichen Retina Aussagen über den Entwicklungsstand der Mikroangiopathie im Gesamtorganismus zulassen. Der Befund einer Retinopathie liefert den klinischen Hinweis, daß der Patient auch mikroangiopathische Veränderungen an den Digitalkapillaren (Kapitel 6) und an den Nierengefäßen (Kapitel 10) aufweisen dürfte.

Man versteht die Ätiologie und Pathogenese der diabetischen Retinopathie noch nicht ganz, ihr scheinen jedoch eine Reihe von Störungen zugrunde zu liegen: Kapillarverschlüsse, Zusammenbruch der Blut-Retina-Schranke, anormaler Retinastoffwechsel sowie Gefäßneubildungen als Reaktion auf eine Hypoxie.

Tabelle 5: Diabetische Augenkrankheiten in Großbritannien

8000 registrierte blinde Diabetiker

2% der Diabetiker sind blind

Diabetes ist die häufigste Erblindungsursache in der Gruppe der 30–65jährigen (15,7%).

80% der Diabetiker haben nach mehr als 20jähriger Krankheitsdauer eine Retinopathie.

Vergleichszahlen für die Bundesrepublik Deutschland:

18 000 blinde Diabetiker

19% der Diabetiker sind blind.

Damit ist Erblindung bei Diabetikern in der Bundesrepublik Deutschland zehnmal häufiger zu beobachten als in anderen Industrieländern. (Nach: Robbers, H., Sauer, H., Willm, B.: Praktische Diabetologie. München-Gräfelfing, 1981.)

Als früheste Veränderungen treten *Kapillarverschlüsse* auf, wie sowohl experimentell als auch mit Hilfe der Fluoreszenzangiographie nachgewiesen wurde. Gewöhnlich findet man verstreut begrenzte Verschlußzonen sowie schlecht perfundierte Bezirke und Mikroaneurysmen im arteriellen Schenkel der Kapillaren.

Eine *Schädigung der Kapillaren* mit Perizytenverlust kann eine Durchlässigkeit der Blut-Retina-Schranke verursachen, so daß Lipide und andere Makromoleküle austreten und Exsudate bilden können.

Die Retina hat einen hohen Sauerstoffbedarf, daher führt eine verminderte Kapillardurchblutung zu einem *veränderten Stoffwechsel.* Es kann zur lokalen Produktion von Milchsäure kommen, während andere Metaboliten zusätzlich ein Anschwellen der Retina und venöse Stauungen bewirken. Venöse Dilatation und Irregularität sind charakteristisch für die diabetische Retinopathie.

Die *Hypoxie der Retina,* ob sie nun durch Kapillarverschlüsse oder durch einen veränderten venösen Blutfluß bedingt ist, liefert den Hauptstimulus für die Gefäßneubildungen. Es kann leicht zu starken Blutungen aus diesen anormalen neuen Gefäßen kommen, insbesondere bei Eindringen der Gefäße in den Glaskörper. Dadurch wird im Glaskörper ein Reparaturmechanismus stimuliert, der zur Bildung fibrösen Gewebes führt und die größte Gefahr für das Sehvermögen darstellt.

Man hat sowohl eine schlechte diabetische Stoffwechselführung als auch eine abnorme Wachstumshormonsekretion für diese Prozesse verantwortlich gemacht, über die genaue Wirkung beider Mechanismen kann jedoch nur spekuliert werden. Vom klinischen Standpunkt ist die Erkrankungsdauer der Faktor, der isoliert betrachtet am besten mit der Retinopathie zu korrelieren ist. Mit einer Krankheitsdauer von mehr als 15 Jahren steigt, insbesondere beim juvenilen Diabetestyp, die Wahrscheinlichkeit einer Retinopathie und damit die Bedeutung einer regelmäßigen fachärztlichen Überwachung.

Obwohl die Retina im Mittelpunkt des Interesses stehen muß, findet man auch Veränderungen anderer Strukturen des Auges. Oft veranlassen erst diese pathologischen Veränderungen den Patienten dazu, ärztliche Hilfe zu suchen und bringen so die Diagnose Diabetes ans Licht. Die Untersuchung der folgenden Punkte kann wertvolle Vorinformationen vor einer genauen Augenhintergrundsbetrachtung liefern: Lider und Konjunktiven; Augenmuskeln; vordere Uvea; Linsentrübungen; intraokularer Druck und Glaukom.

Lider und Konjunktiven

Oft stellt sich der zuvor nicht diagnostizierte Diabetiker mit einem Gerstenkorn oder einer Blepharo-Konjunktivitis vor. Man kann beim Diabetiker Anomalien der konjunktivalen Gefäße mit kleinen Mikroaneurysmen oder Kapillardilatation finden, solche Befunde sind jedoch schwer von harmlosen Gefäßanomalien bei Nichtdiabetikern zu unterscheiden.

Augenmuskeln (siehe auch diabetische Mononeuropathien)

Etwa ein Drittel der isolierten peripheren Augenmuskellähmungen erweisen sich als diabetesbedingt. Der N. abducens ist am häufigsten betroffen, die partielle Lähmung des N. trigeminus kommt in der Häufigkeit gleich danach. Kombinationen der beiden oder anderer peripherer Augenmuskellähmungen sind ungewöhnlich. Die Symptome Schielen und Diplopie bilden sich gewöhnlich nach drei bis vier Monaten zurück, Rückfälle sind selten.

Iris

Die Gefäßneubildung in der Iris, die gewöhnlich bei diabetischen Patienten mit fortgeschrittener Retinopathie auftritt, bezeichnet man als Rubeosis iridis. Bei Diabetikern tritt die Veränderung meist beidseitig auf, wohingegen sie bei Nichtdiabetikern eher durch einen zentralen Venenverschluß in der Retina entsteht und daher auf eine Seite beschränkt bleibt. Die Rubeosis ist nicht immer mit bloßem Auge erkennbar, sondern bedarf der Untersuchung mit der Spaltlampe. Die Störung hat eine schlechte Prognose, denn es entwickelt sich häufig ein sekundäres Glaukom, und bei Operationen kann es leicht zu heftigen Blutungen aus den pathologischen Gefäßen kommen.

Linsentrübungen

Man verzeichnet bei Diabetikern die Tendenz, den Altersstar etwa 10–15 Jahre früher auszubilden als Nichtdiabetiker. Es ist daher richtig, bei jedem Patienten mit einer Katarakt zunächst einen Diabetes auszuschließen. Die Katarakt des älteren Diabetikers gehört meist dem senilen Typ an und bildet sich als Kern- oder Rindenstar oder als Kombination von beidem aus.

Bei jungen insulinpflichtigen Patienten beobachtet man in seltenen Fällen eine rapide fortschreitende Form der Linsentrübung. Die Trübung beginnt mit Körnchenbildung in den zentralen und hinteren Kernteilen und verschlimmert sich schnell. Der Visus verschlechtert sich gravierend im Laufe weniger Monate. Eine verbesserte Stoffwechselführung kann die Entwicklung allerdings manchmal stoppen oder rückgängig machen.

Intraokularer Druck

Die Mehrheit der Diabetiker hat bereits ein Alter erreicht, in dem das chronische Glaucoma simplex häufig ist. Daher sollte auch ohne Anzeichen für Rubeosis iridis der intraokulare Druck überprüft werden, bevor die Pupille für die Fundusuntersuchung dilatiert wird.

Diabetische Retinopathie

Grundelemente der diabetischen Retinopathie: *Mikroaneurysmen und kleine fleckförmige Blutungen* stellen sich im Ophthalmoskop als kleine rundliche rote Bezirke dar. Fluoreszenzangiographische Untersuchungen der Kapillaren haben ergeben, daß Mikroaneurysmen infolge einer veränderten Perfusion der Kapillaren und einer unregelmäßigen örtlichen Verteilung des Blutstroms entstehen, wie sie durch Gefäßverschlüsse verursacht werden. Mikroaneurysmen entwickeln sich gewöhnlich im venösen Schenkel der Kapillaren, bevor sie auf den arteriellen Teil übergreifen. Fleckförmige Blutungen sind etwas größere Veränderungen, die von Bindegewebsfasern der tieferen Retinaschichten begrenzt gehalten werden.

Venendilatation: Dies ist ebenfalls ein frühes Symptom der diabetischen Retinopathie. Bei vermehrten Kapillarverschlüssen können sich Bereiche mit ausgeprägten Kaliberschwankungen der Venen bilden. Dabei erscheinen kleine wurstartige Erweiterungen entlang den Venen, aus denen es später bluten kann. Eine einseitige Venendilatation dürfte eher auf eine Venenokklusion als auf die diabetische Retinopathie zurückzuführen sein.

Blutungen: Es kann sich sowohl um fleckförmige Blutungen in Bezirken mit Mikroaneurysmen oder Kapillarverschlüssen handeln als auch um größere, flammenförmige Blutungen nahe der Retinaoberfläche, wo sie nicht von Bindegewebe eingedämmt werden können. Sie können sich als lange Streifen ausbreiten und haben unter dem Einfluß der Schwerkraft eine waagerechte obere Begrenzung.

Harte Exsudate: Harte Exsudate sind Bezirke von Lipidinfiltration im Gewebe, die entweder durch Leckstellen aus den Kapillaren ausgetreten sind oder aus lokal geschädigten Nervenfasern, die reich an Lipiden sind. Größe und Form variieren, je nach dem ob es sich um kleine frische Herde handelt oder um über Monate oder Jahre angewachsene Exsudate. Man findet die meist gelblichen harten Exsudate überall in der Retina, gehäuft jedoch am hinteren Augenpol, wo sie sich zu Ringen vereinigen. Solange sie nicht die Fovea bedecken, wirken sie sich nur geringfügig auf das Sehvermögen aus.

Weiche Exsudate (Cotton-wool-Herde): Sie sind flaumig-locker, grauweiß und unscharf gerändert. Sie stellen kleine ischämische Bezirke der Retina in der aktiven Phase dar und haben prognostische Bedeutung, denn bei ihrem Erscheinen muß mit Gefäßneubildungen gerechnet werden.

Gefäßneubildungen: Dies ist das höchste Alarmsignal für diabetische Retinopathie. Neue Gefäße können sich entweder flach auf der Retina ausbreiten oder in den Glaskörper eindringen, wobei sie manchmal von einer fibrösen Scheide umkleidet werden. Die Pathogenese der Gefäßneubildung hängt mit lokaler Hypoxie der Retina zusammen. Die Hypoxie ist eine Folge der präkapillären arteriellen Insuffizienz mit fokalen Kapillarverschlüssen. Zu diesen Veränderungen kommt es in erster Linie bei Patienten mit weiteren Anzeichen einer generellen Durchblutungsstörung, wie z. B. Mikroaneurysmen oder weichen Exsudaten (Cotton-wool-Herden).

Glaskörper: Pathologische Gefäßneubildungen können sich bis in den Glaskörper ausdehnen und dort Gefäßgeflechte bilden, die wie Seegras im Wasser flottieren. Blutungen aus diesen neuen Gefäßen verursachen Glaskörperblutergüsse, die häufigste Ursache einer plötzlichen Visusverschlechterung bei Diabetikern mit Retinopathie ist. Diese Blutungen sistieren spontan, doch treten sie häufig erneut auf. Wiederholte Blutungen stimulieren die Bildung fibrösen Gewebes und weitere Gefäßaussprossungen. Stark fibrosierte Bereiche verkleben zuletzt und führen zu einer Netzhautablösung. Manchmal bewirkt eine Blutung eine totale Trübung des Glaskörpers mit vollständigem Visusverlust.

Die diabetische Retinopathie kann nach Art und Ausmaß der obengenannten Merkmale in folgende klinische Kategorien eingeteilt werden:

Background-Retinopathie

Diese Bezeichnung bezieht sich auf die frühen Stadien der Retinaerkrankung, wenn verstreute Mikroaneurysmen, Venendilatation oder Kaliberschwankungen sowie einige harte Exsudatherde zu erkennen sind. Bedrohlichere Symptome wie Gefäßneubildungen, Glaskörperblutungen oder fibröses Gewebe sind noch nicht vorhanden. In diesem Stadium kann die Sehschärfe einwandfrei sein. Wiederholte Untersuchungen werden oft zeigen, daß sich Mikroaneurysmen ständig bilden und zurückbilden können. Trotzdem ist eine eindeutige Tendenz zur Vermehrung und Ausdehnung der Veränderungen im Laufe einiger Jahre zu verzeichnen. Nach 15–20 Jahren insulinpflichtigem Diabetes ist der Befund der Background-Retinopathie zu erwarten. Andererseits entdeckt man bei 10% der Erwachsenendiabetiker bereits zum Zeitpunkt der Diagnose eine Background-Retinopathie.

Makulopathie

Wenn sich, von der Background-Retinopathie ausgehend, große Plaques harter Exsudate über, unter und seitlich der Makula bilden, spricht man von einer Makulopathie. Mikroaneurysmen, fleckförmige oder oberflächlichere Blutungen sowie beachtliche Ödeme können ebenfalls vorhanden sein. Makulaödeme sind allerdings ohne große Erfahrung nur schwer zu entdecken. Sowohl Ödeme als auch harte Exsudate im Foveabereich können das zentrale Gesichtsfeld erheblich einschränken. Die Makulopathie ist typisch für den spät erkrankten Typ-II-Diabetiker, sie kann aber auch als Komplikation der Background-Retinopathie bei langjährig insulinpflichtigen Diabetikern auftreten. Da die Erkennung der Makulaödeme durch das Ophthalmoskop äußerst schwierig ist, muß zur genauen Beurteilung entweder eine binokuläre Spaltlampenuntersuchung oder eine Fluoreszenzangiographie vorgenommen werden.

Proliferative Retinopathie

Gefäßneubildungen können allmählich nach jahrelanger Background-Retinopathie entstehen. In solchen Fällen ist die Lichtkoagulationstherapie (Laserstrahlbehandlung) meist erfolgreich. Wesentlich seltener kommt eine schnell progrediente floride Form ohne vorherige Anzeichen einer Retinopathie zum Ausbruch. Bei dieser floriden Form ist eine ausgedehnte Lichtkoagulation dringend erforderlich, um eine intravitreale Blutung zu verhindern. Im allgemeinen ist die Behandlung hier jedoch weniger erfolgreich.
Die sorgfältige Untersuchung durch die dilatierte Pupille ist ganz entscheidend für die Früherkennung von Gefäßproliferationen, denn im Frühstadium liegen die Neubildungen gewöhnlich flach auf der Retinaoberfläche, häufig ganz peripher, und schränken das Sehvermögen nicht ein.

Retinitis proliferans

Nach dem Einwachsen neuer Gefäße in den Glaskörper oder nach intravitrealen Blutungen kommt es in einer zweiten Phase zur Bildung von Kollagen und fibrösem Gewebe. Die zarten Gefäßverästelungen werden durch ein immer dichteres bindegewebiges Netzwerk verstärkt (Retinitis proliferans). In fast der Hälfte der Fälle haben die neuen Gefäße ihren Ursprung im Discus oder in einer der Hauptvenen der Retina. Im allgemeinen haben die Gefäße, die vom Discus aussprossen, die schlechteste Prognose, d. h. sie führen am ehesten zur Retinitis proliferans. Je fibröser das neugebildete Gewebe ist, desto größer ist die Gefahr von Kontrakturen und Netzhautablösungen.

Blindheit und Prognose des Sehvermögens

Eine prognostische Einschätzung wird dadurch kompliziert, daß selbst die proliferative Retinopathie manchmal spontan ausheilt. Der frühe Einsatz der Laserstrahlbehandlung hat die Häufigkeit und das Ausmaß von Visusverschlechterungen verringert. Die Rate der innerhalb von fünf Jahren Erblindeten liegt bei Patienten mit unbehandelter proliferativer Retinopathie bei etwa 60%. Eine Schwangerschaft kann die proliferative Retinopathie verschlimmern. 30% der Patienten mit unbehandelter proliferativer Retinopathie und intravitrealen Blutungen erblinden auf dem betroffenen Auge innerhalb eines Jahres. Bei Erhaltung des Sehvermögens über dieses Jahr hinaus verlieren nur noch 10% in den folgenden drei Jahren das Augenlicht.

Bei Blindheit auf einem Auge infolge einer diabetischen Retinopathie ist die Prognose für das andere Auge schlecht, wenn nicht sofort behandelt wird.

Patienten, die aufgrund einer diabetischen Retinopathie erblindet sind, haben eine durchschnittliche Lebenserwartung von weniger als 5 Jahren, da stets auch renale oder generalisierte Gefäßschäden vorliegen.

9.1

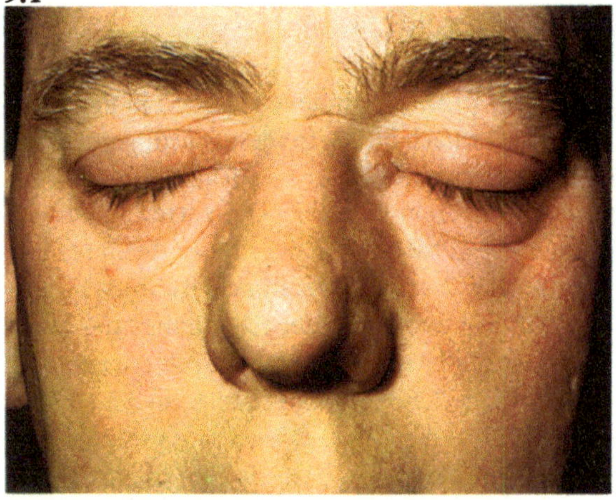

9.1 Blepharitis: Entzündung und Schwellung der beiden oberen Lider mit verkrusteten Wimpern. 65jähriger Patient mit anamnestisch wiederholt aufgetretenen Gerstenkörnern. In der Augenklinik wurden Glykosurie und Hyperglykämie festgestellt.

9.2

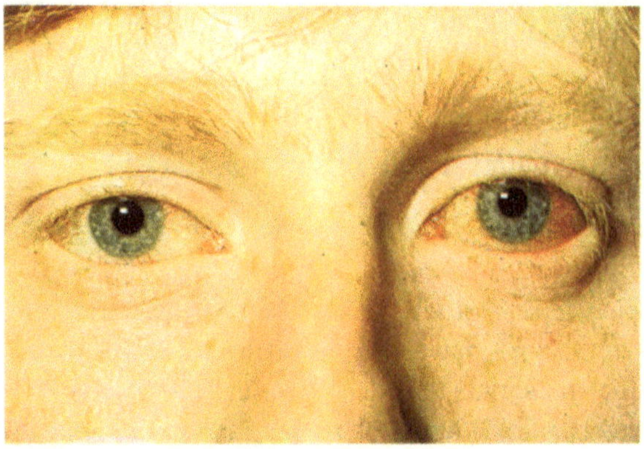

9.2 Schwere Konjunktivitis, häufig bei Diabetes.

9.3

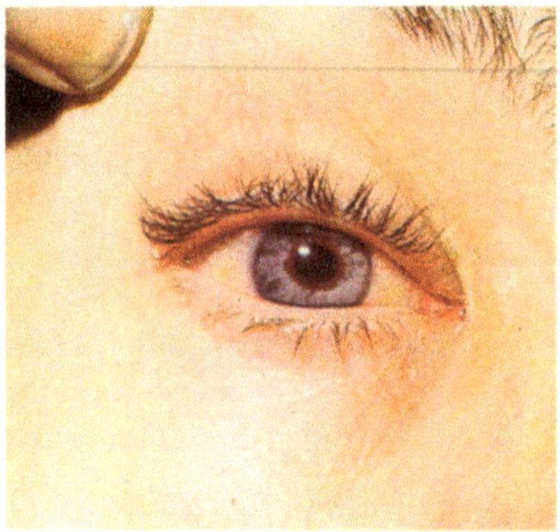

9.3 Rubeosis iridis. Eine schmerzhafte Erkrankung, die manchmal bei Diabetikern mit fortgeschrittener Retinopathie vorkommt. Gefäßneubildung in der Iris sowie ein Ödem mit dem hohen Risiko eines sekundären Glaukoms.

9.4

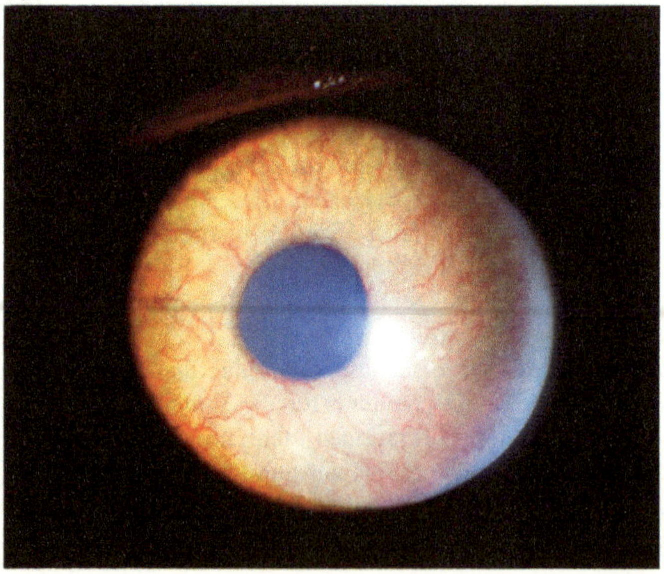

9.4 Rubeosis iridis: Die Spaltlampenuntersuchung zeigt ausgedehnte Gefäßneubildungen bei einem Diabetiker mit fortgeschrittener Retinopathie und einem sekundären Glaukom.

9.5

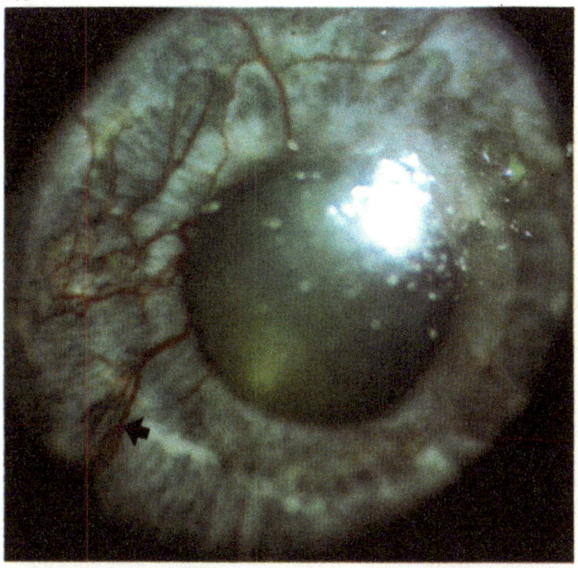

9.6

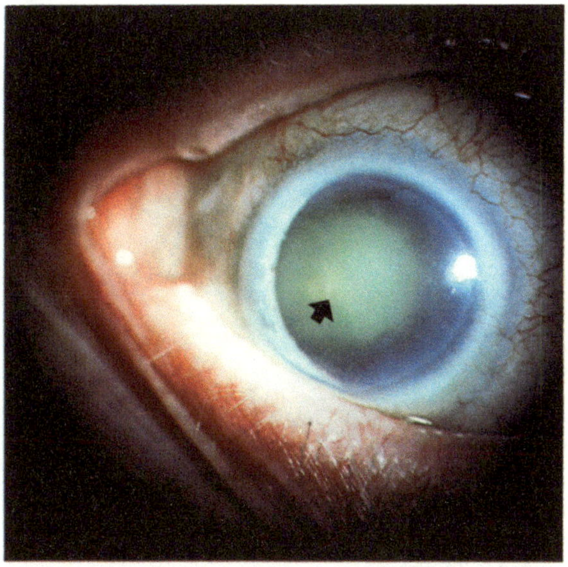

9.5 **Rubeosis iridis** mit ausgeprägter Gefäßneubildung in einem Teil der Iris (Pfeil) bei Spaltlampenuntersuchung.

9.6 **Kernstar** mit dichter, grauer Trübung des Linsenkernbereichs. Spaltlampenuntersuchung.

9.7 **Klare normale Linse** im Vergleich zu **9.6.**

9.7

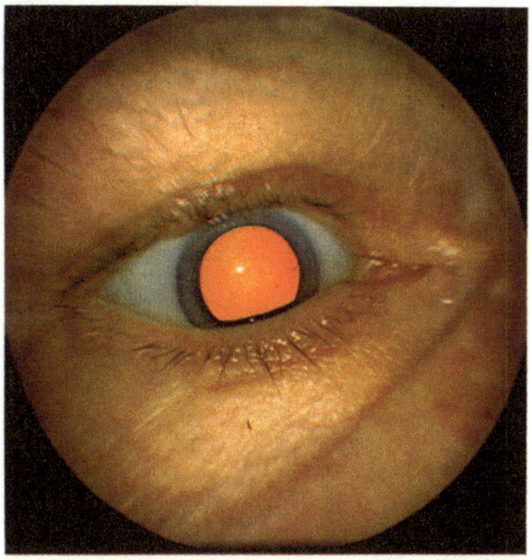

9.8 **Altersstar:** graue Linsentrübung und Arcus senilis bei 65 Jahre altem Typ-II-Diabetiker.

9.8

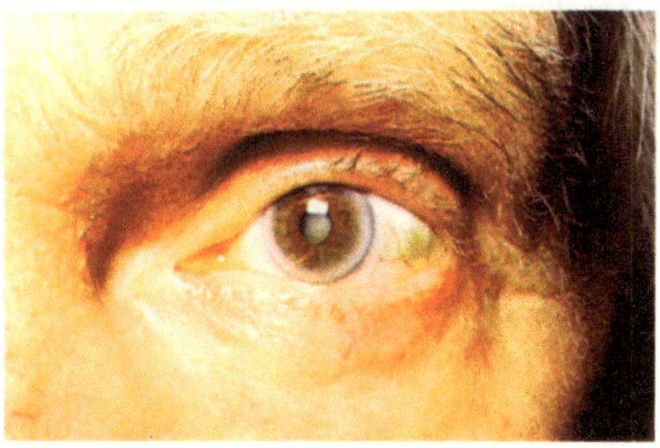

9.9

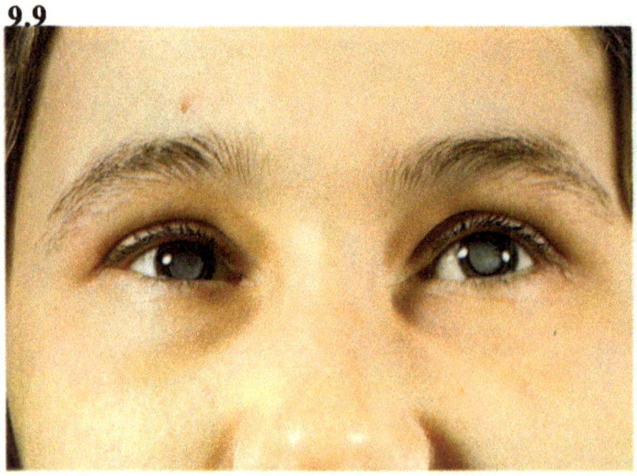

9.9 **Katarakt** bei einem 20jährigen Mädchen mit Diabetes seit 15 Jahren. Schnell fortschreitende körnige Trübungen entstanden in der Linse zwei Jahre zuvor durch schlechte Einstellung des Diabetes.

9.10

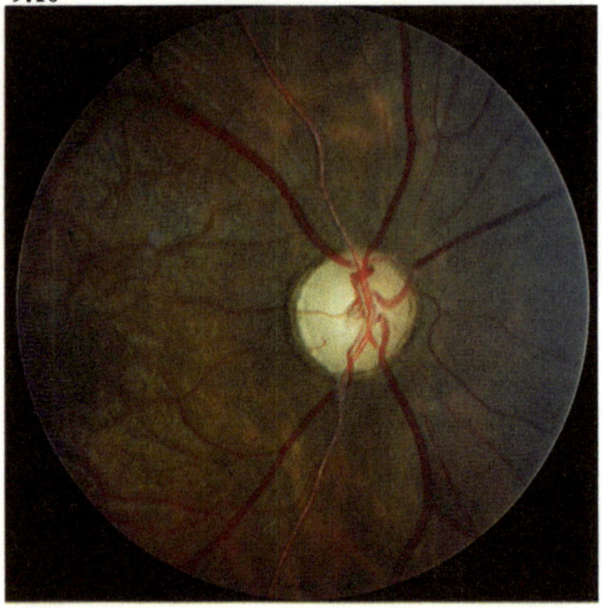

9.10 **Kongenitale Optikusatrophie** zusammen mit Diabetes. Eine seltene genetisch bedingte Störung, die zum DIDMOAD-Syndrom gehören könnte.

9.11

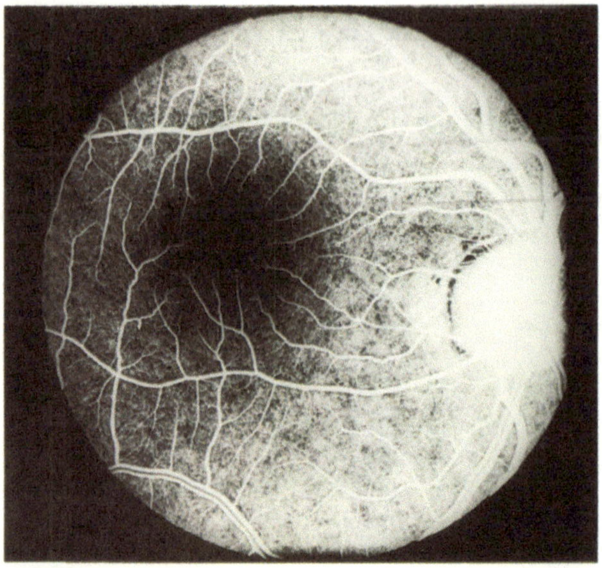

9.11 **Normaler Fundus.** Intravenöse Fluoreszein-Injektion und anschließende Aufnahmen der Retina in der arteriellen Phase in schneller Abfolge zeigen die Kapillarnetzdurchblutung. (Fluoreszenz-Angiogramm)

9.12

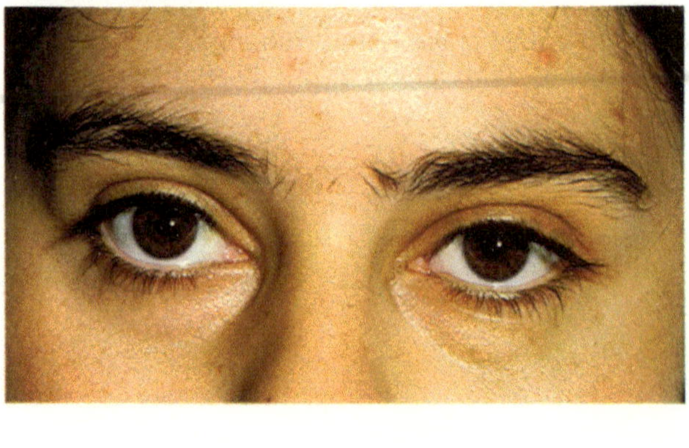

9.12 **Blindheit** bei 20jähriger Diabetikerin nach 17 Jahren Diabetes.

9.13

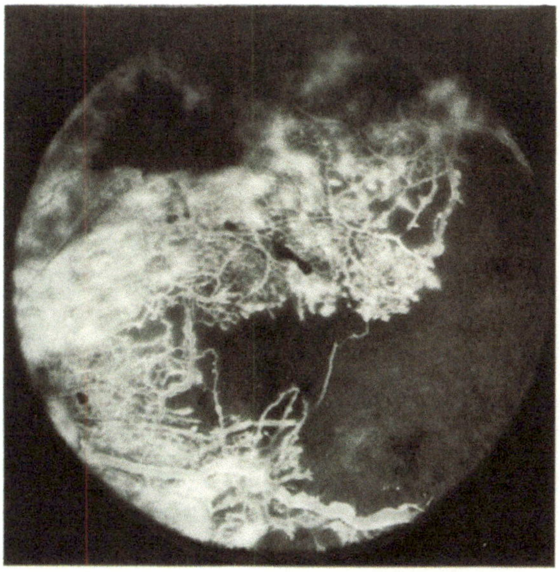

9.14

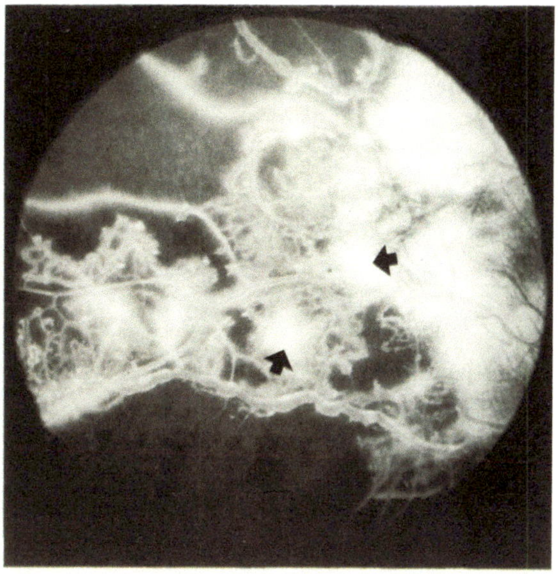

9.13 Ausgedehnte kapilläre Mikroaneurysmen bei derselben Patientin (**9.12**) dargestellt im Fluoreszenz-Angiogramm.

9.14 Stark leckende Kapillaren infolge des Zusammenbruchs der Blut-Retina-Schranke. Fluoreszenz-Angiogramm derselben Patientin (**9.12**) in einer späteren Phase.

9.15

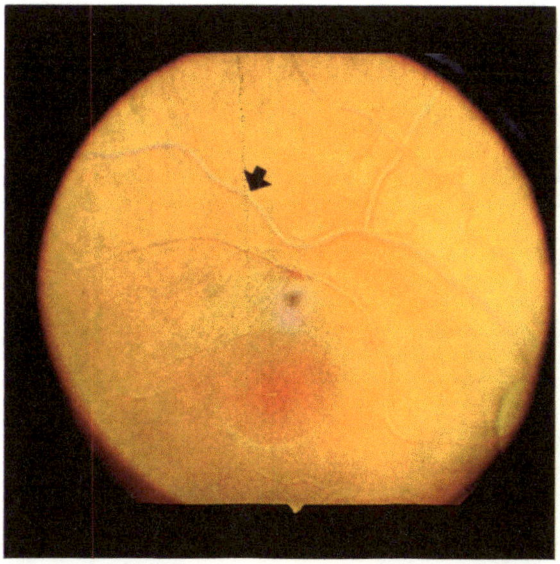

9.16

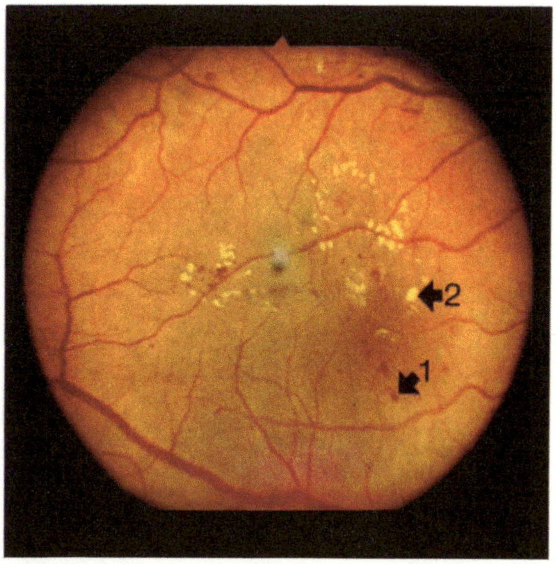

9.15 Lipaemia retinalis zusammen mit Diabetes. Erythrozyten fließen im Achsenstrom in Begleitung von Lipiden, die durch die Gefäßwand weiß durchscheinen.

9.16 Frühe Background-Retinopathie mit verstreuten Mikroaneurysmen (1) und harten Exsudatherden (2).

9.17 Frühe Background-Retinopathie mit Mikroaneurysmen, fleckförmigen Blutungen (Pfeil) und harten Exsudatherden.

9.17

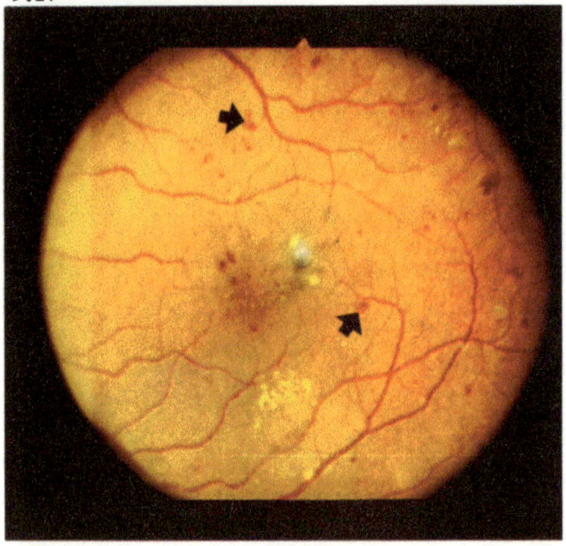

9.18

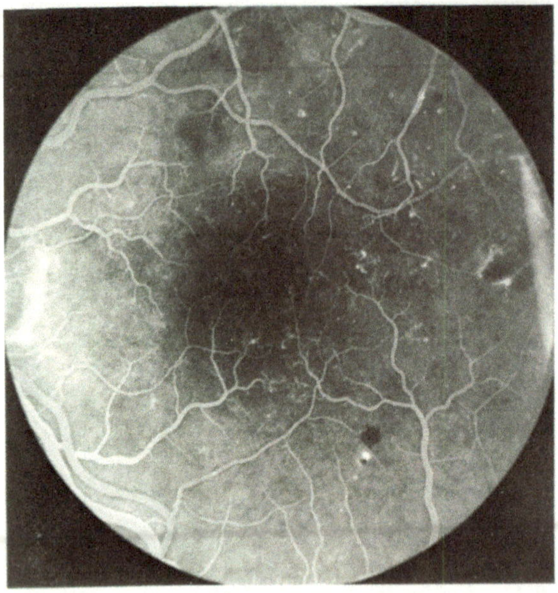

9.19

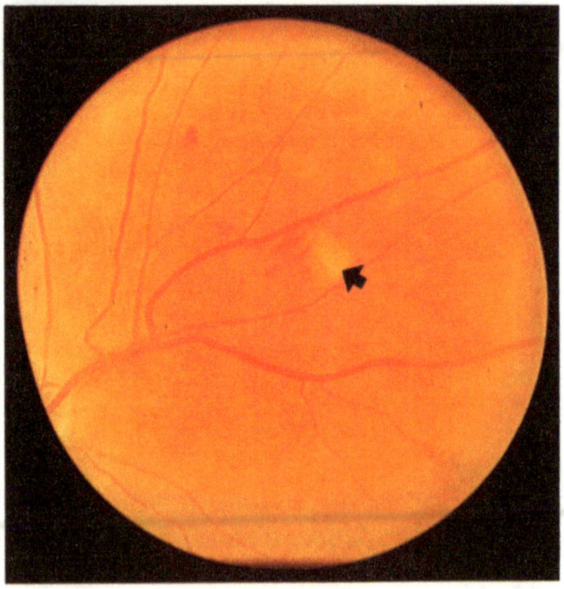

9.18 Frühe Background-Retinopathie. Nur ein Mikroaneurysma war bei der Augenspiegelung sichtbar, erheblich mehr werden im Fluoreszenz-Angiogramm sichtbar, was die Wichtigkeit dieser Technik zur Beurteilung der Ausdehnung der Retinaschäden verdeutlicht.

9.19 Background-Retinopathie mit weichem Exsudat im Zentrum (Pfeil) bei einem Diabetiker. Es handelt sich um Kapillarverschlußzonen, ein Zeichen für eine schlechte retinale Mikrozirkulation.

9.20

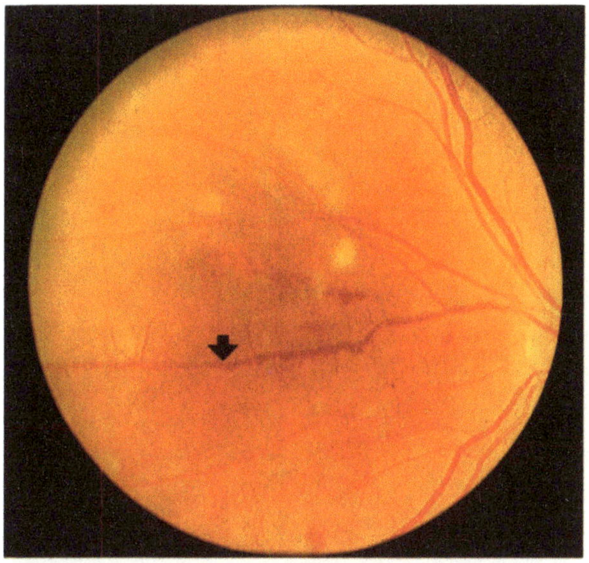

9.20 Venöse Irregularität. Horizontal über die Retina verlaufende Vene (Pfeil) mit ausgeprägter Perlschnurbildung bei einem Patienten mit Background-Retinopathie. Es befinden sich einige weiche Exsudate, Mikroaneurysmen und fleckförmige Blutungen in demselben Areal. Solche venösen Veränderungen können zu Blutungen in den Glaskörper führen.

9.21

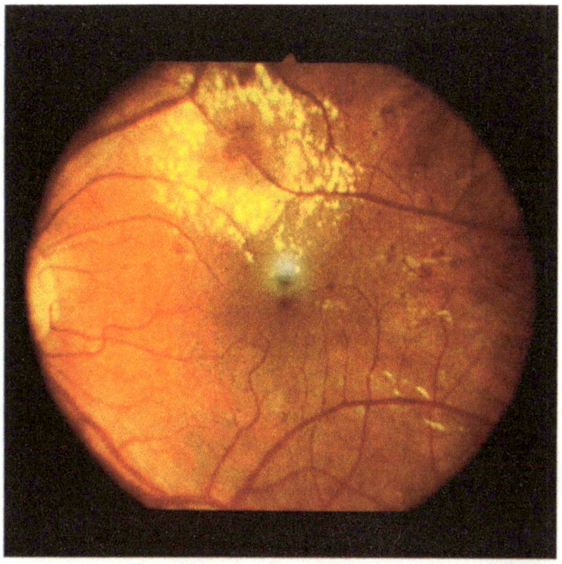

9.21 Vorherrschend exsudative Retinopathie. Die harten Exsudate umschließen die Fovea in Ringform. Außerdem ist ein Ödem der Macula zu sehen. Die Kombination von harten Exsudaten und Ödemen (als diabetische Makulopathie bekannt) kann das Sehvermögen erheblich einschränken.

9.22

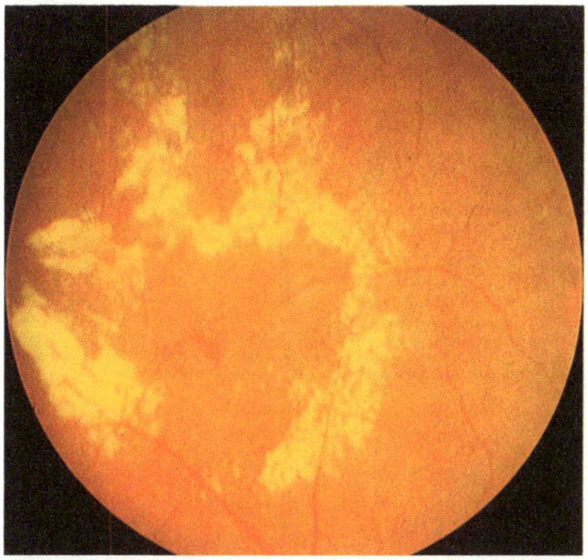

9.22 Ausgedehnte ringförmige harte Exsudate und Ödeme führten zu Makulopathie und Visusverschlechterung.

9.23

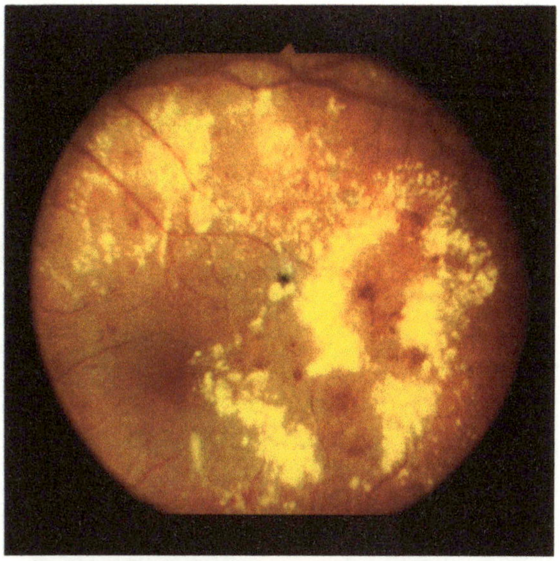

9.23 Ausgedehnte Exsudatbildung bei einem älteren Typ-II-Diabetiker. Trotz des Ausmaßes der Veränderungen war die Makula nicht betroffen, so daß nur eine geringe Sehbehinderung beim Lesen auftrat.

9.24

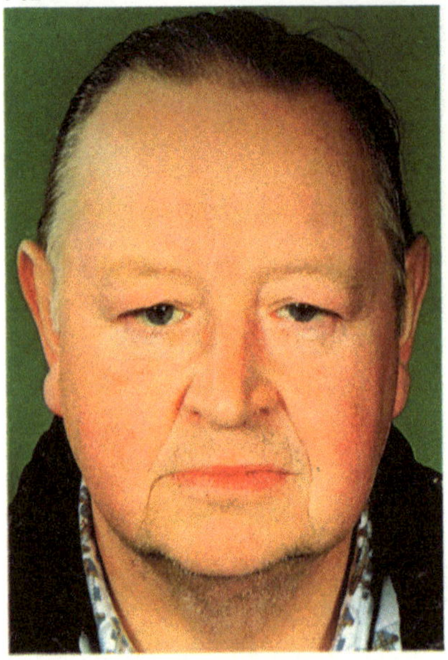

9.24 Erwachsenendiabetiker, frisch diagnostiziert, suchte Optiker wegen verschwommenen Sehens auf.

9.25

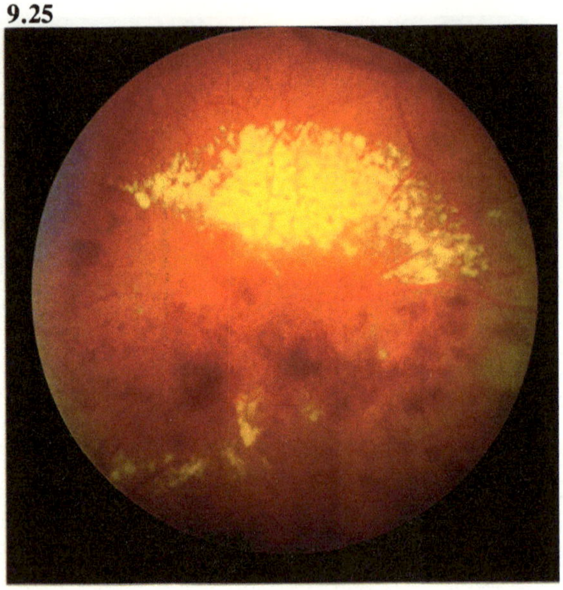

9.25 Ausgedehnte exsudative Retinopathie, die bei demselben Patienten (**9.24**) schon bei Diagnosestellung manifest war.

9.26

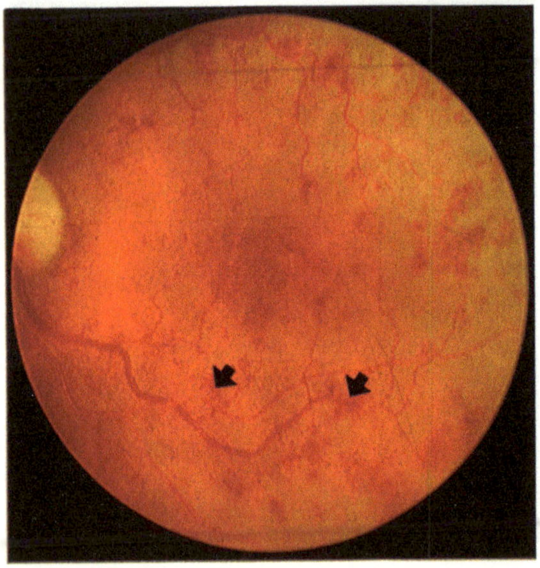

9.26 Venenthrombose bei einem Diabetiker. Sie sind den nicht-diabetischen Thrombosen ähnlich, kommen jedoch bei Diabetikern häufiger vor und müssen nicht mit anderen Symptomen der diabetischen Retinopathie einhergehen. Einseitiger Befall sowie Kapillarerweiterung und Blutungen, die das ganze Gefäß betreffen, sind Indizien für diese Diagnose.

9.27

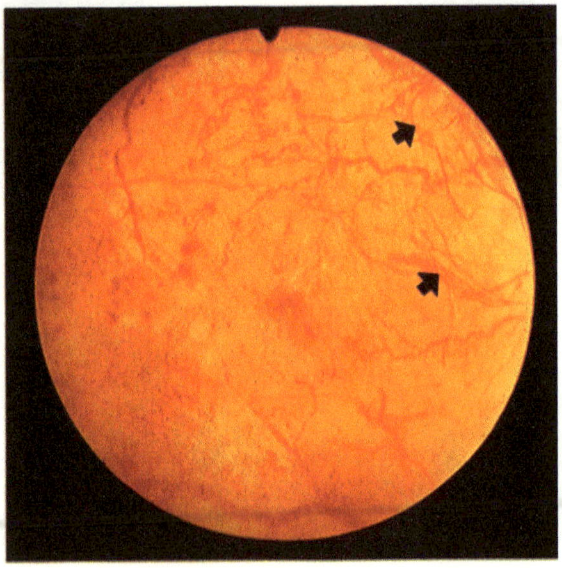

9.27 Proliferative Retinopathie: zahlreiche kleine neue Gefäße in der ganzen Retina.

9.28

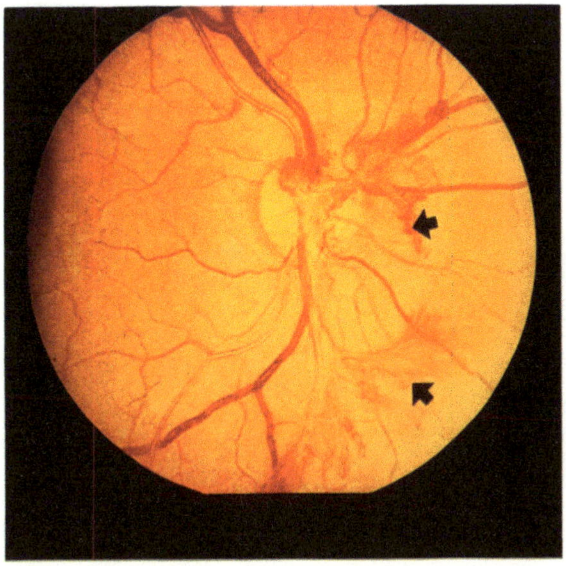

9.29

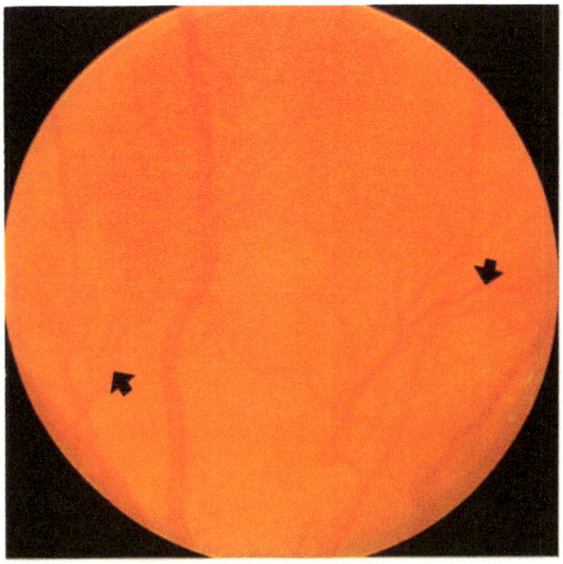

9.28 Proliferative Retinopathie. Aussprossungen neuer Gefäße, ausgehend von der Papille und anderen Stellen.

9.29 Neugebildete Gefäße noch ohne undichte Stellen und Blutungen.

9.30

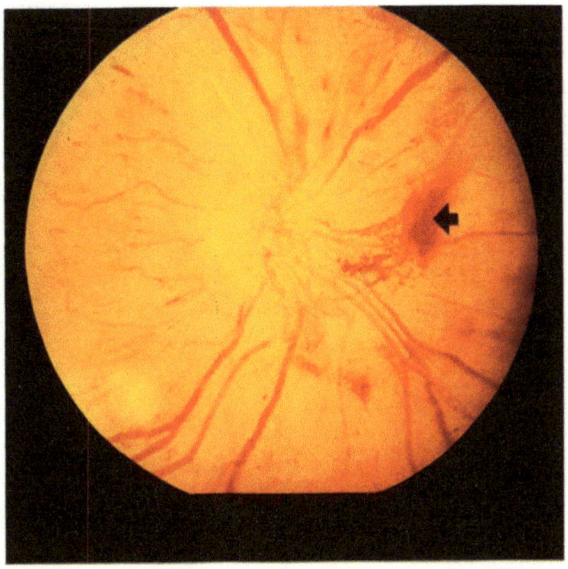

9.31

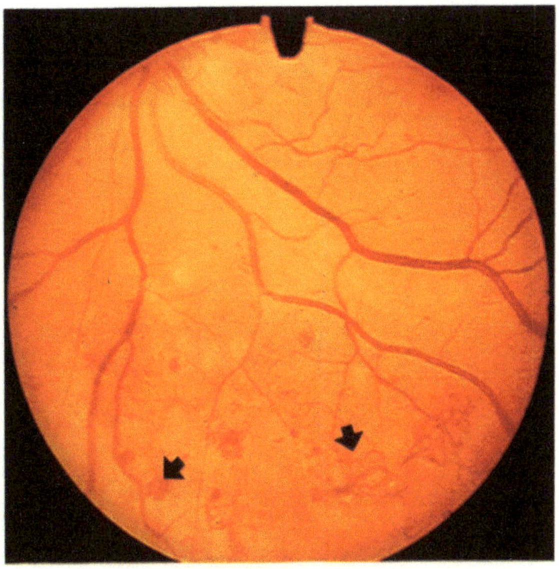

9.30 Proliferative Retinopathie. Neugebildete Gefäße können bis in den Glaskörper einwachsen und dort oder in der Retina Blutungen verursachen.

9.31 Proliferative Retinopathie. Netzwerk zarter neuer Gefäße mit zahlreichen kleinen Blutungen.

9.32

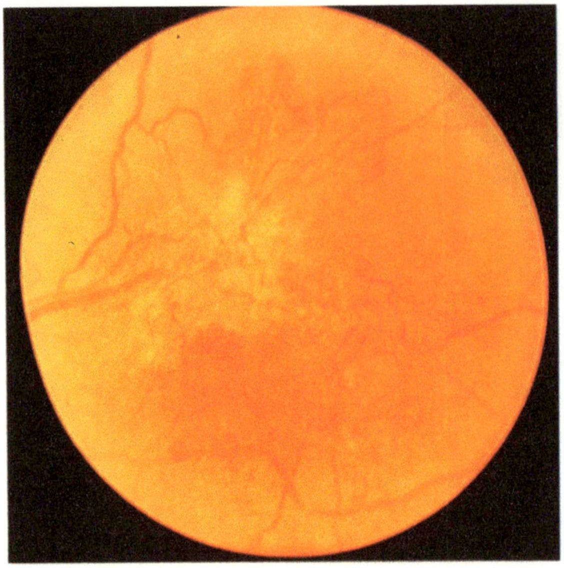

9.33

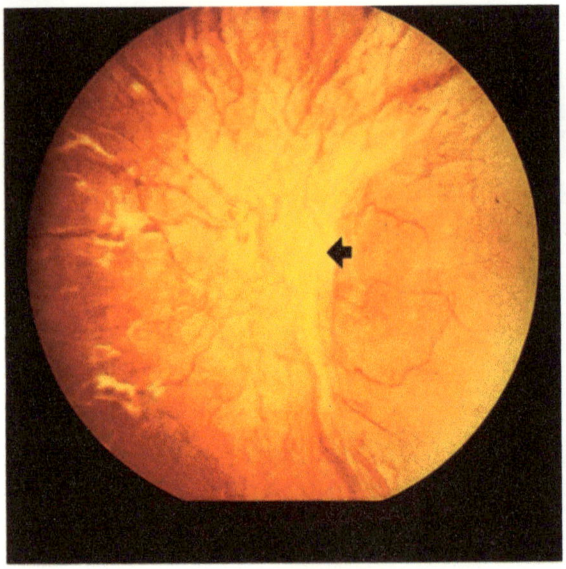

9.32 Fortgeschrittene Gefäßneubildung. Aussprossungen neuer Gefäße mit fibrösem Bindegewebe, die bis in den Glaskörper vordringen.

9.33 Proliferative Retinopathie. Gefäßneubildung führte zur Ausbildung gliösen Gewebes in der Retina (Fibrosierung – Pfeil). Schwere Visusverminderung ist unausweichlich.

9.34

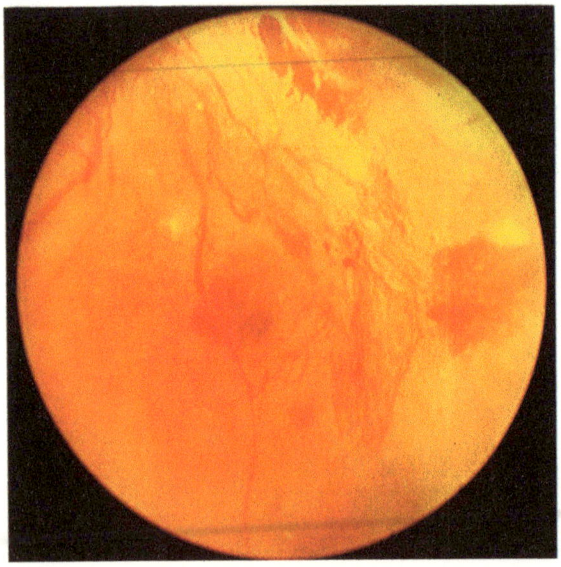

9.35

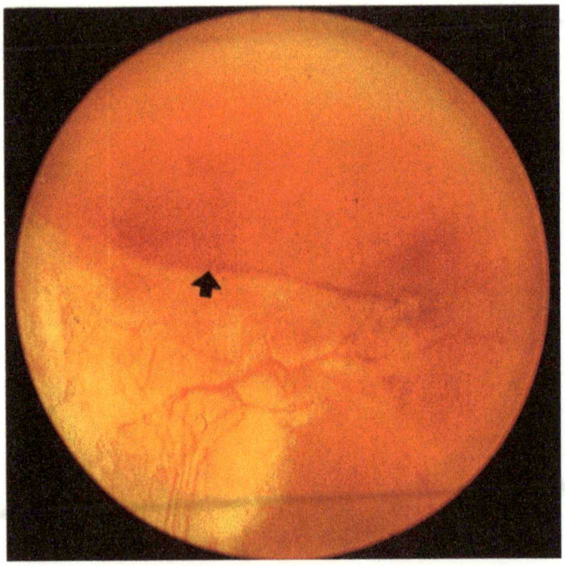

9.34 Glaskörpernebel, verursacht durch Blutungen aus mehreren neuen Gefäßen in verschiedenen Bezirken, mit fibrösem Gewebe im Hintergrund.

9.35 Glaskörpernebel in der oberen Hälfte des Bildes mit horizontaler Begrenzung (Pfeil), die mit einem Blutgefäß verwechselt werden könnte. Ausgedehnte Fibrosierung und Gefäßneubildungen im restlichen Feld. Gefahr der Netzhautablösung und des Sehverlustes durch Kontraktur des fibrösen Gewebes.

9.36

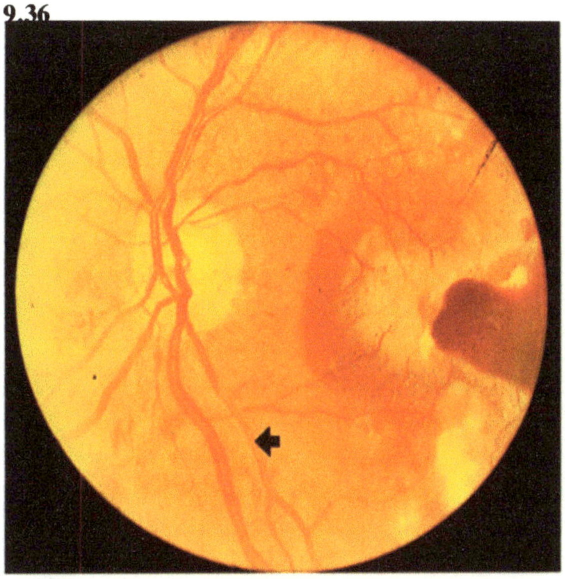

9.36 Subhyaline Makulablutung bei Diabetiker mit Hypertonie. Beachte die reaktive Hochdrucksklerose der Retinaarteriolen (Silberdrahtarteriolen, Pfeil). Nach Behandlung des Hochdrucks traten bei diesem Patienten keine weiteren Blutungen mehr auf.

9.37

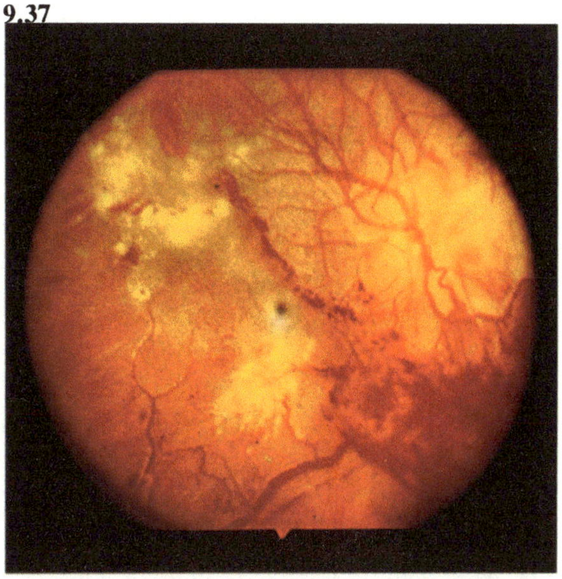

9.37 Proliferative Retinopathie und Makulopathie. Gefäßneubildung mit sich frei ausbreitender Blutung. Venendilatation und Makulaödem.

9.38

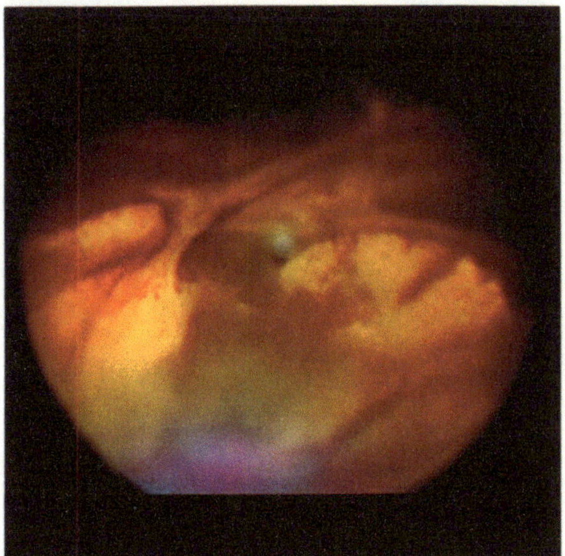

9.38 Retinitis proliferans mit schwerer Gliosis und Glaskörperablösung. Nur noch Wahrnehmung von Helligkeitswerten.

9.39

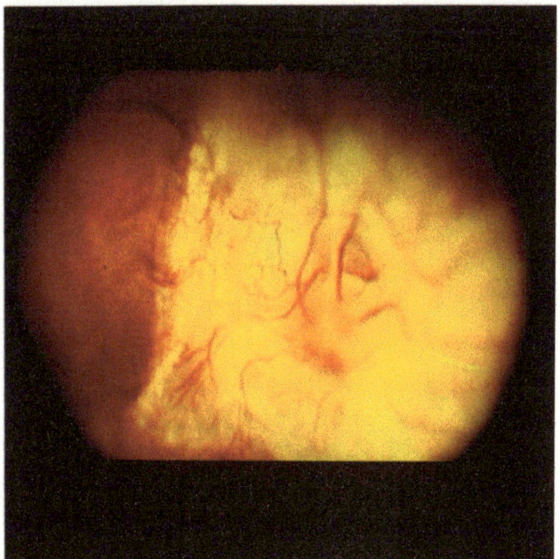

9.39 Retinitis proliferans. Völlige Retinazerstörung durch ausgedehnte Gliosis.

9.40

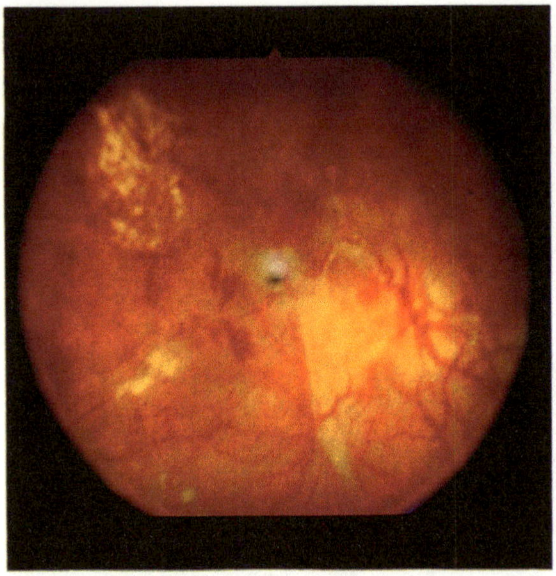

9.40 Ungestillte intravitreale Blutung, Fibrose und Gefäßneubildung.

9.41

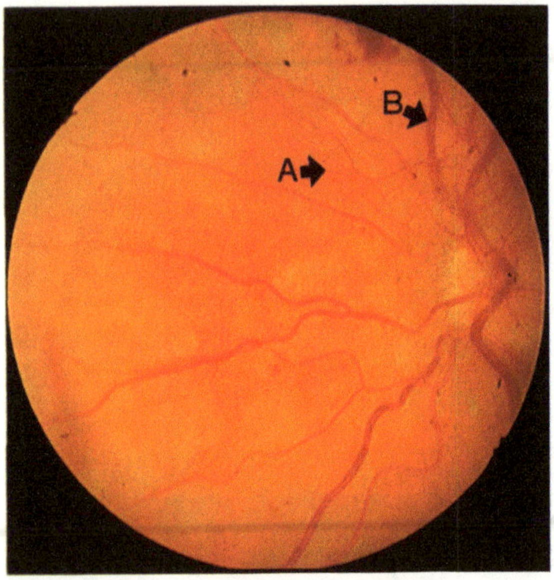

9.41 Zarte neue Gefäße (A) und dilatierte Venen (B), aus denen es leicht bluten kann. Eine prophylaktische Lichtkoagulation oder Laserstrahlbehandlung verringert das Risiko einer Blutung in solchen Fällen erheblich.

9.42

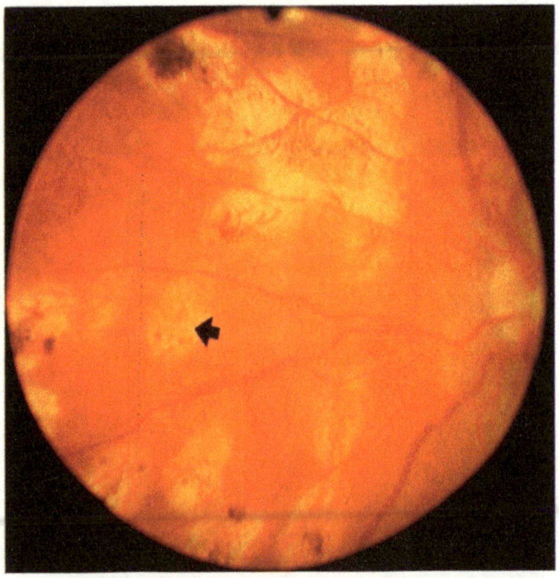

9.42 Nach der Behandlung mit Xenon-Lichtbogenkoagulation (Pfeil), derselbe Patient **(9.41).**

9.43

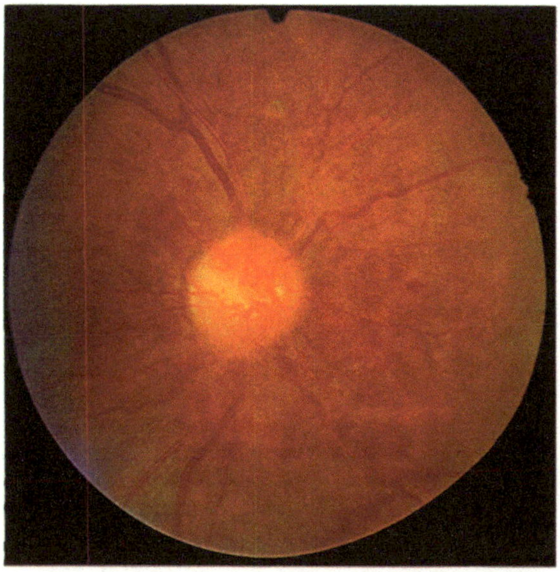

9.44

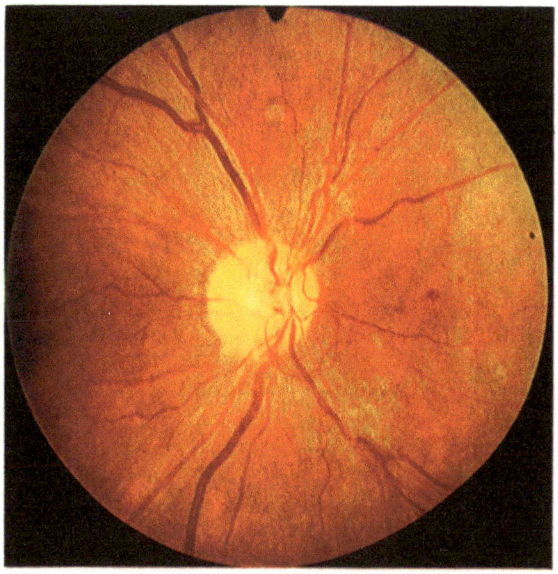

9.43 Ausgedehnte Gefäßaussprossung, teilweise von der Papille ausgehend. Die enge Nachbarschaft der Gefäße zur Papille erschwert die Lichtkoagulation.

9.44 Nach Hypophysektomie. Die Erfolge der Licht- oder Laserkoagulation beschränken heute den Einsatz der Hypophysektomie auf die Behandlung seltener florider Formen der proliferativen Retinopathie.

9.45

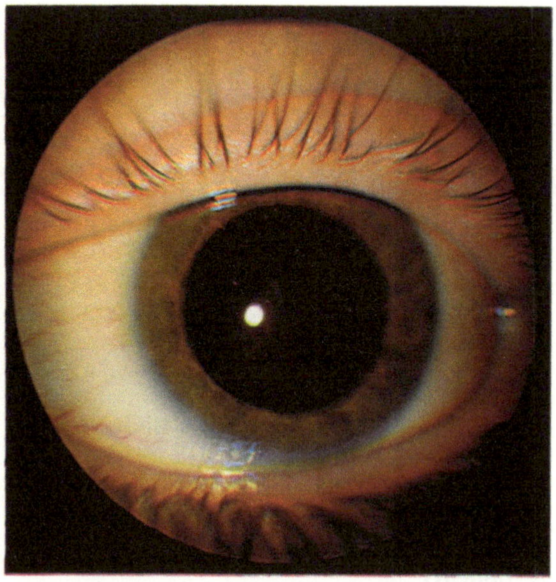

9.45 Plötzlicher Visusverlust nach starker intravitrealer Blutung. Fehlen der Lichtreaktion (erweiterte Pupille).

9.46

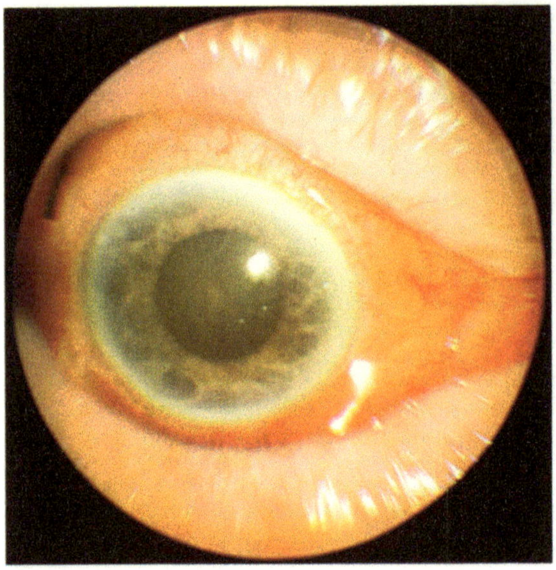

9.47

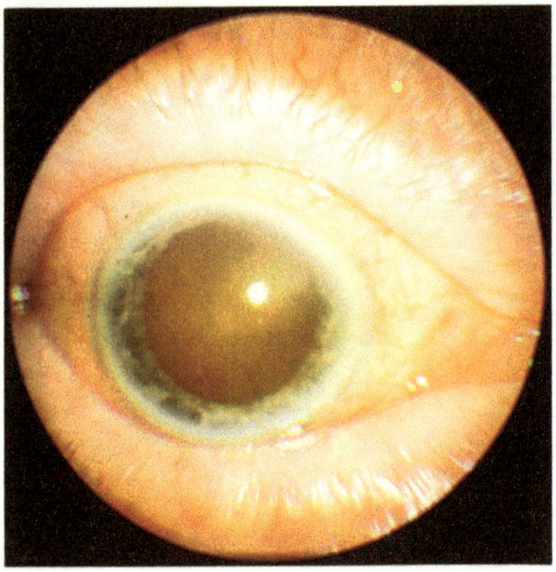

9.46 Blut im Glaskörper nach ausgedehnter Blutung bei einem Diabetiker mit bekannter proliferativer Retinopathie. Behandelt mit intravitrealen Injektionen von 25 000 I. E. Urokinase.

9.47 Klärung des Glaskörpers des Patienten von **9.46** 15 Tage später. Der Patient erfreute sich bald wieder eines hinreichenden Sehvermögens.

9.48

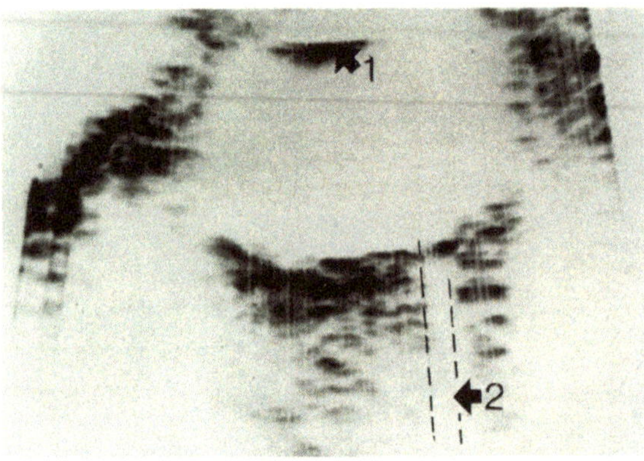

9.49

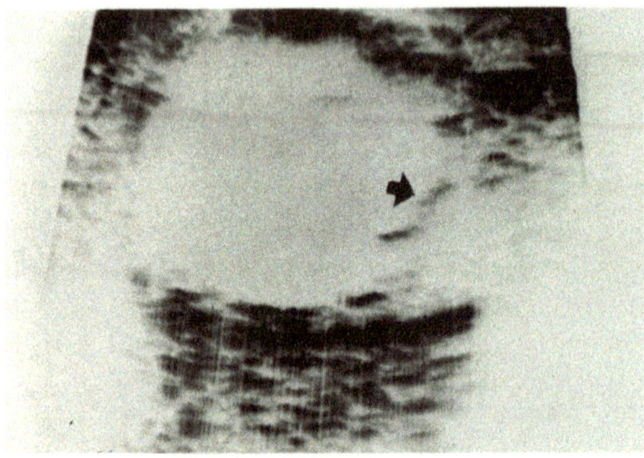

9.48 Ultraschalltomogramm (B-Bildverfahren) des Auges bei einem Patienten mit fortgeschrittener intravitrealer Blutung ähnlich wie beim Patienten von **9.46**. Keine Anzeichen einer Fibrosierung in dieser Schnittebene. (1 = Linse, 2 = N. opticus).

9.49 Ultraschalltomogramm (B-Bildverfahren), andere Schnittebene als **9.48** mit einer schmalen fibrösen Bande (Pfeil). Diese Untersuchungsmethode liefert dem Augenarzt eine brauchbare Orientierungshilfe für Fälle mit fortgeschrittenen Blutungen, denn bei weitgehender Fibrosierung bleibt die Urokinasetherapie meist erfolglos.

9.50

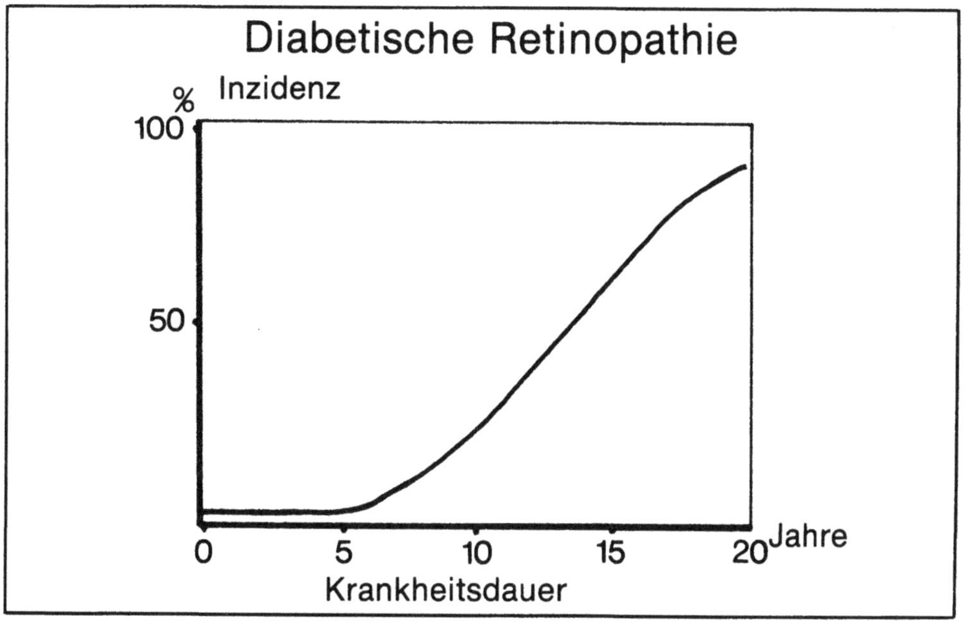

9.50 Inzidenz der diabetischen Retinopathie. Zum Zeitpunkt der Diagnose des juvenilen Diabetes selten manifest. Nach 20jährigem Krankheitsverlauf tritt bei der Mehrheit der Patienten eine Retinaerkrankung auf.

10. Die Niere und die ableitenden Harnwege

Die Schädigung der Nieren beim Diabetes mellitus ist ein schleichender Prozeß, der oft übersehen wird. Die Entwicklung des Nierenschadens geht weitgehend mit derjenigen der diabetischen Retinopathie parallel. Während jedoch die Retinopathie leicht mit dem Ophthalmoskop diagnostiziert werden kann, ist der Befall der Niere ohne perkutane Biopsie wesentlich schwerer festzustellen.

„Diabetische Nephropathie“ ist eine brauchbare Bezeichnung, um die verschiedenen Komplikationen an der Niere des Diabetikers, wie z. B. Veränderungen der Glomeruli und Arterien sowie Infektionen, zusammenzufassen. Um die klinische Entstehung der Niereninsuffizienz zu verstehen, müssen mehrere Schritte eines komplizierten Prozesses erfaßt werden. Die Störung beginnt mit einer Veränderung der Basalmembrangrundsubstanz. Diese verdickt sich und wird poröser. Die Filtrationseigenschaften der Glomeruli verändern sich und es kommt zur Proteinurie mit Fibrinablagerung in den Kapillaren der Glomeruli. Hämodynamische Veränderungen führen zur Schädigung der Arteriolen und zu charakteristischen knötchenartigen Veränderungen der Glomeruli, die zuerst im Jahre 1936 von Kimmelstiel und Wilson beschrieben wurden. Die Folge dieser Veränderungen an Glomeruli und Arteriolen ist eine zunehmende Ischämie der Niere und eine erhöhte Anfälligkeit für Infektionen, z. B. aufsteigende Pyelonephritis, oder seltener für Papillennekrosen.

Basalmembranverdickung

Die Feinstruktur des Glomerulus kann man im Detail im Elektronenmikroskop erkennen. Man sieht eine homogene Kapillarbasalmembran zwischen dem endothelialen Zytoplasma und den Podozytenfüßchen. Die charakteristische Veränderung beim Diabetes besteht in einer Vermehrung des Basalmembranmaterials. Dies führt zu einer Verdickung der Kapillarwand und zur Anhäufung von Basalmembran im Kapillarbereich und Mesangium. Anders als bei nichtdiabetischen Nierenerkrankungen bleibt das epitheliale Zytoplasma, das für die Synthese der Basalmembran verantwortlich ist, erhalten. Normalerweise besteht die Basalmembran aus einem amorphen, Kollagenähnlichen Glykoprotein, das 10% Kohlenhydrate enthält. Bei Hyperglykämie werden vermehrt Kohlenhydrate eingebaut und die Glykoproteinstruktur dadurch so geändert, daß weniger Aminosäuren miteinander quervernetzt werden können. Diese anormale Beschaffenheit der Basalmembran erhöht die Permeabilität für Plasmaproteine und andere Makromoleküle.

Der normale Um- und Abbau der Basalmembran wird von epithelialer Synthese und Abbau durch Mesangiozyten bestimmt. Bei Diabetes kann die Anhäufung von Basalmembranmaterial durch Verlust der Mesangiozytenfunktion zusätzlich beschleunigt werden.

Die veränderte Membranpermeabilität führt zur Fibrinablagerung in der Kapillarwand und im Mesangium. Die Folge sind verschiedene Veränderungen an den kleinen Blutgefäßen, die an bioptischen oder autoptischen Nierenpräparaten im Lichtmikroskop erkannt werden können.

Nierenbefunde im Lichtmikroskop

Glomeruläre Veränderungen

Man unterscheidet folgende Typen glomerulärer Veränderungen: diffuse, knötchenartige (Kimmelstiel-Wilson) und exsudative Veränderungen sowie Hyalinisierung. Die allgemeine Bezeichrungen ist „diabetische Glomerulosklerose“. Sie enden in der Hyalinisierung der Glomeruli.

Diffuse glomeruläre Veränderungen

Der Schweregrad einer Niereninsuffizienz oder eines nephrotischen Syndroms läßt sich am ehesten mit dieser Veränderung korrelieren, die der häufigste pathologische Befund an der diabetischen Niere ist. Andere nicht-diabetische Formen der diffusen Glomerulosklerose sind jedoch nur mittels Elektronenmikroskop zu unterscheiden.

Knötchenartige glomeruläre Veränderungen

Diese Knoten sind weniger häufig als die diffusen Veränderungen, gelten aber als diagnostisches Kriterium des Diabetes im Lichtmikroskop. Die Knoten sitzen im Zentrum einzelner oder mehrerer Schlingen des Glomerulus, der normal groß oder vergrößert sein kann. Ein typisch ausgebildeter Knoten stellt sich als fast kugelige, homogene, vakuolisierte und fibrilläre oder lamelläre Masse dar, über deren Oberfläche oft eine erweiterte Kapillare läuft. Zur diagnostischen Einordnung ist wichtig, daß es sich um herdförmige, periphere, zentrolobuläre, azelluläre Knoten handelt.

Exsudative glomeruläre Veränderungen

Die Exsudate sind die am wenigsten spezifischen Veränderungen bei Diabetes, da sie auch bei vielen anderen nicht-diabetischen glomerulären Störungen vorkommen, die zu einer Niereninsuffizienz führen. Es handelt sich gewöhnlich um runde oder halbmondförmige Ablagerungen homogenen oder vakuolisierten, stark azidophilen, kernlosen Materials (Proteine oder Fibrinoid), das in das Glomeruluslumen ausgetreten ist.

Glomeruläre Hyalinisierung

Infolge der oben genannten Veränderungen werden im fortgeschrittenen Stadium mehr und mehr Glomeruli vollständig hyalinisiert. Man beobachtet eine Schrumpfung des glomerulären Gefäßknäuels oder eine periglomeruläre Fibrosierung mit einer Verdickung der Bowmann'schen Kapsel durch Bindegewebsfibrillen.

Arterielle Veränderungen

Obwohl Atherome bei Diabetikern als häufiger Befund gelten, gibt es keine Hinweise dafür, daß sie vermehrt in den größeren Nierengefäßen von Diabetikern vorkommen.

Veränderungen der Arteriolen

Bei Diabetes betrifft die Hyalinisierung sowohl die afferenten als auch die efferenten Arteriolen. Die fibrinoiden Veränderungen an der Niere bei renaler Hypertonie sind ähnlich, doch beim normotonen Diabetiker ist die Erkrankung der Arteriolen stärker ausgeprägt als beim Hypertoniker.

Tubuläre Veränderungen

Man findet bei Diabetikern verschiedene Veränderungen an den Nierentubuli, nur wenige sind von spezifischer Bedeutung, und im allgemeinen sind sie eine Sekundärfolge der Glomerulosklerose, Ischämie, Pyelonephritis oder einer lange bestehenden Elektrolytstörung.

Die zuerst 1877 beschriebenen Armanni-Ebstein-Zellen stellen glykogengefüllte Vakuolen in den Tubuli des kortikomedullären Bereichs dar. Vor der Entdeckung der Insulintherapie war dies ein häufiger Autopsiebefund. Heute werden diese Zellen nur selten bei Patienten gefunden, die infolge unbeeinflußbarer Hyperglykämie, Azidose und Dehydration verstorben sind.

Interstitielles Gewebe

Harnwegsinfektionen

Eine Reihe von Faktoren prädisponieren Diabetiker für Harnwegsinfektionen. Die diabetische autonome Neuropathie begünstigt die Restharnbildung in der Blase. Katheterismus bei einem Patienten im Koma kann zu einer Urosepsis führen. Außerdem treten in arteriosklerotisch oder glomerulosklerotisch verändertem Nierengewebe häufiger Infektionen auf. Der Pathologe stützt die histologische Diagnose der Infektion auf Lymphozyteninfiltrate im intertubulären Gewebe, periglomeruläre Fibrose und Bindegewebeproliferation. Da diese Veränderungen auch durch Ischämie oder chronische Pyelonephritis bedingt sein können, ist die histologische Diagnose oft schwierig.

Tuberkulose

Als die Tuberkulose in der westlichen Welt noch verbreiteter war, verzeichnete man ein gehäuftes Vorkommen dieser Erkrankung bei Diabetikern. Dies erklärt sich vielleicht damit, daß Diabetiker unter regelmäßiger ärztlicher Kontrolle standen und daher die Chance einer Erkennung der Tuberkulose größer war. Jedenfalls sollte Tuberkulose bei dem Verdacht einer chronischen Niereninfektion immer ausgeschlossen werden. Regelmäßige Röntgenthoraxaufnahmen sind bei Diabetikern immer noch eine empfehlenswerte Vorsichtsmaßnahme. Gewöhnlich findet man aktive Lungen- und Nierentuberkel nicht gleichzeitig. Alte abgeheilte Lungentuberkel oder ein Tuberkulom erwecken den Verdacht einer möglicherweise tuberkulösen chronischen Niereninfektion.

Nierenpapillennekrose

Die Papillennekrose beginnt gewöhnlich mit einer akuten Infektion, bei der die Spitzen des Markgewebes nekrotisieren. Beim Diabetiker kann sich die Entwicklung aufgrund einer Ischämie zuspitzen. Die Papille verschorft und es kommt zu starker Hämaturie und Ureterobstruktion. Seit der Verbesserung der Antibiotikatherapie ist anstelle von Infektionen Analgetikamißbrauch zu einer Hauptursache der Papillennekrose geworden.

Entstehung der diabetischen Nephropathie

Es gibt keine überzeugenden Hinweise darauf, daß Veränderungen der glomerulären Kapillarbasalmembran dem Auftreten des juvenilen Diabetes vorausgehen. Anfänglich verläuft die Entwicklung der ultrastrukturellen Defekte schleichend. Selbst nach 20 Jahren insulinpflichtigem Diabetes hat sich die Dicke der Basalmembran vielleicht etwas mehr als verdoppelt, wenn auch in diesem Stadium schon eine diffuse Glomerulosklerose im Lichtmikroskop sichtbar sein kann.

Da sich Basalmembranmaterial und Fibrin im Mesangium ansammeln, vergrößert sich dieser Bereich auf Kosten der Blut- und Harngefäße im Glomerulus. Es kommt zu ungünstigen hämodynamischen Auswirkungen, die wiederum Verschlüsse der peripheren Schlingen und Knotenbildung zur Folge haben. Viele der Befunde im interstitiellen Gewebe können Sekundärfolgen der Ischämie sein, auch wenn sie an eine abgeheilte chronische Pyelonephritis erinnern.

Klinische Symptome

Die wichtigsten klinischen Symptome sind folgende: Proteinurie, periphere Ödeme, Niereninsuffizienz, normochrome Anämie, Hochdruck und Pyelonephritis.

Keines dieser Symptome ist spezifisch für Diabetes. Bei bioptischen oder autoptischen Gewebsuntersuchungen stellt sich oft eine fortgeschrittene Nierenerkrankung bei Patienten heraus, ohne daß klinische Symptome dieser Art auftraten. Die Vitalität des Patienten schwindet dahin und doch ist es schwierig, eine chronische Verschlechterung der Nierenfunktion aufzudecken.

Proteinurie

Obwohl die Proteinurie im allgemeinen als das klassische Zeichen der diabetischen Nephropathie gilt, kann man sich mit einem darauf gestützten Urteil täuschen, denn in frühen Stadien kann infolge einer effektiven Kompensation durch die gesunden Glomeruli die Ausscheidung von Proteinen sehr niedrig sein. Das Auftreten der Proteinurie stellt jedenfalls einen ziemlich verläßlichen Hinweis auf die diabetische Glomerulosklerose dar, wenn man Herzinsuffizienz, Pyelonephritis und Ketoazidose ausgeschlossen hat. Bei über 60jährigen Patienten ist die häufigste Ursache der Proteinurie eine Herzinsuffizienz. Da anfänglich nur intermittierend Proteine ausgeschieden werden, ist die quantitative Bestimmung der Proteinausscheidung im 24-Stunden-Sammelurin die sicherste Form der Verifizierung. Differenzierte Untersuchungen der Proteinausscheidung tragen nicht zur Erhellung der Diagnose bei.

Ödeme

Ödeme können durch unterschiedliche Ursachen bedingt sein. Zum Beispiel können sie vorübergehend bei Einführung oder Dosiserhöhung der Insulintherapie auftreten. Sie können auch durch eine Herzerkrankung bedingt sein. Bei der Glomerulosklerose sind sie am ausgeprägtesten im frühen, diffusen Stadium, bevor es zur Hyalinisierung der Glomeruli kommt. In dieser Phase kann die Proteinausscheidung bei etwa 6 g pro Tag liegen und die Harnstoffkonzentration nur leicht erhöht sein.

Niereninsuffizienz

Die glomeruläre Filtrationsrate fällt mit dem Fortschreiten der histologischen Veränderungen, und sie ist daher ein günstiger Parameter für die pathophysiologischen Veränderungen in der Niere. Sie wird heute vor allem über die Ausscheidung von Inulin (Inulin-Clearance) oder mittels Isotopen-Nephrogramm bestimmt.

Ein weiteres Verfahren, das nach wie vor angewandt wird, ist die Messung der endogenen Kreatinin-Clearance. Diese Methode erfordert jedoch zuvor eine Enteiweißung des Urins und ist auch dann relativ unzuverlässig, weil Hyperglykämie, Glykosurie und Albuminurie die Ergebnisse verfälschen können. Besondere Vorsicht ist bei Vorliegen einer Ketoazidose geboten, weil die gleichzeitige Dehydratation die Werte stark beeinflußt.

Die Bestimmung der Harnstoffkonzentration im Blut ist eine einfache, aber keineswegs zuverlässige Methode, wobei sowohl infolge der katabolen Stoffwechsellage des Diabetikers zu hohe Werte resultieren können, als auch der proteinsparende Effekt des Insulins zu günstigeren Werten führen kann als bei anderen Formen der Niereninsuffizienz.

Eine verdeckte Pyelonephritis mit geschwächter Tubulusfunktion und schlechter H-Ionen-Ausscheidung kann zur Entstehung einer Azidose beitragen oder ihre Behandlung erschweren.

Anämie

Bei einer Harnstoffkonzentration von mehr als 20 mmol/l (125 mg/dl) im Blut ist eine normochrome und normozytäre Anämie häufig – in erster Linie infolge einer gestörten Erythropoese. Sie spricht schlecht auf eine Erythropoese-stimulierende Therapie an. Eisen- und Folsäuremangelanämien, insbesondere bei Patienten mit proteinarmer Kost, müssen ausgeschlossen werden.

Hypertonie

Veränderungen der Nierenarteriolen treten unabhängig von einer Hypertonie auf. Patienten mit diabetischer Nephropathie sind oft normoton, dennoch ist der Befund einer typischen arteriosklerotischen Hypertonie ein sicherer Hinweis auf renale und generalisierte Gefäßveränderungen.

Pyelonephritis

Diese Erkrankung kann sowohl von einer diabetischen Nephropathie als auch von einer autonomen Neuropathie verursacht werden, insbesondere bei männlichen Patienten.

Diagnose

Da die klinischen Symptome der diabetischen Nephropathie im wesentlichen unspezifisch sind, muß sich eine gesicherte Diagnose auf eine perkutane Nierenbiopsie stützen. Ist dies nicht möglich, bietet die ophthalmoskopische Untersuchung die beste Alternative. Bei einer manifesten diabetischen Retinopathie kann man auch die diabetische Nephropathie als gesichert annehmen.

Prävalenz

Ohne verläßliche diagnostische Methode ist eine Beurteilung schwierig. Beim insulinpflichtigen juvenilen Diabetes ist der wichtigste Faktor eine lange Erkrankungsdauer. Nach 20 Jahren Diabetes wird man bei einer Biopsie immer eine mehr oder weniger stark ausgebildete Nephropathie finden. Beim Erwachsenendiabetes können die Veränderungen schon zum Zeitpunkt der Diagnose oder nach wenigen Jahren beobachtet werden.

Prognose

Patienten, bei denen sich die Nephropathie klinisch manifestiert oder histologische Untersuchungen von bioptischen Gewebsproben Kimmelstiel-Wilson-Knoten, Exsudate und glomeruläre Hyalinisierung aufzeigen, haben eine schlechte Prognose. Dabei spielen auch andere, unspezifische Komplikationen eine Rolle. Bei fortschreitender Niereninsuffizienz tritt der Tod oft infolge anderer Gefäßkomplikationen ein.

10.1

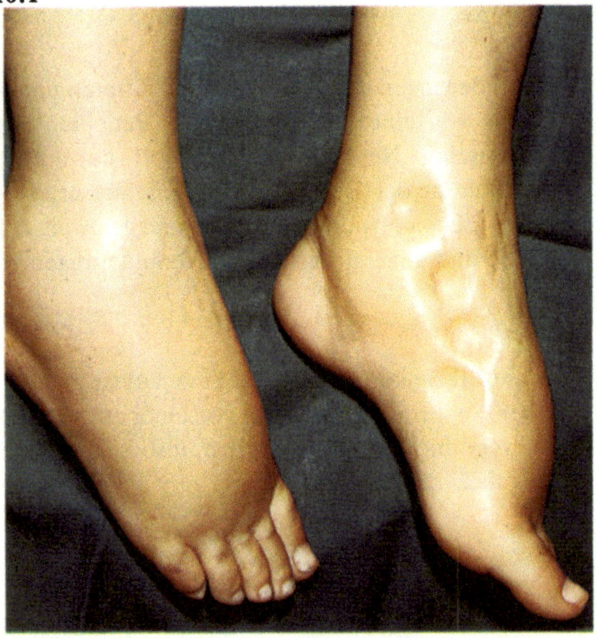

10.1 Nephrotisches Syndrom nach 20 Jahren insulinpflichtigem Diabetes. Schwere Proteinurie (6 g pro Tag). Leicht erhöhter Harnstoff im Blut (10mmol/l). Blutdruck 180/110 mmHg. Perkutane Nierenbiopsie bestätigte die klinische Diagnose der diabetischen Nephropathie.

10.2

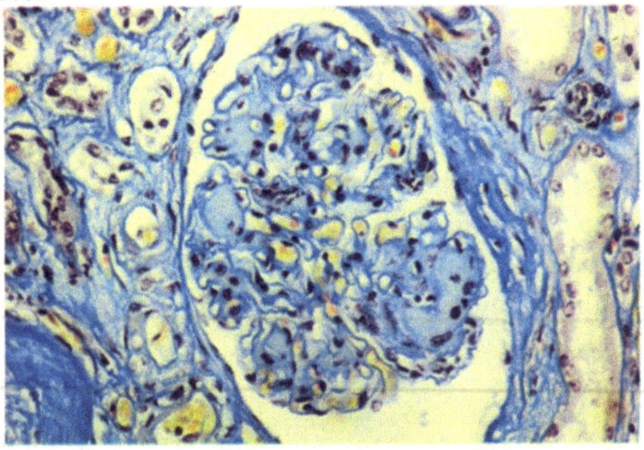

10.2 Glomerulus der Patientin von **10.1** mit diffuser Glomerulosklerose. Verdickung der Basalmembran im ganzen Glomerulus. Dies ist die häufigste Veränderung bei Diabetikern mit Nephropathie und Proteinverlust. *(MSB × 250)*

10.3

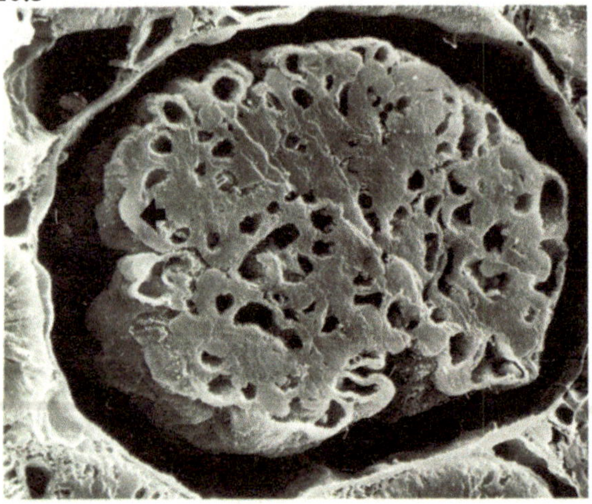

10.3 Diabetischer Rattenglomerulus mit diffuser Kapillarwandverdickung (Pfeil) ähnlich wie bei diabetischer Glomerulosklerose des Menschen (siehe **10.2**). *(Rasterelektronenmikroskop × 600)*

10.4

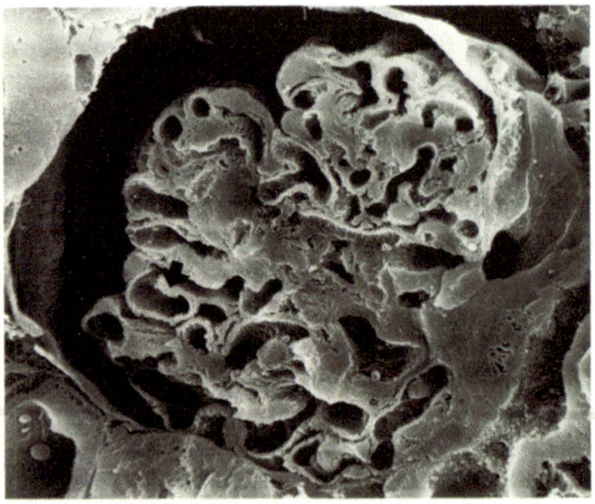

10.4 Nicht-diabetischer Rattenglomerulus zum Vergleich mit **10.3.** Beachte die dünnen Kapillarwände und die größere Zahl offener Kapillarschlingen (Pfeil). *(Rasterelektronenmikroskop × 600)*

10.5

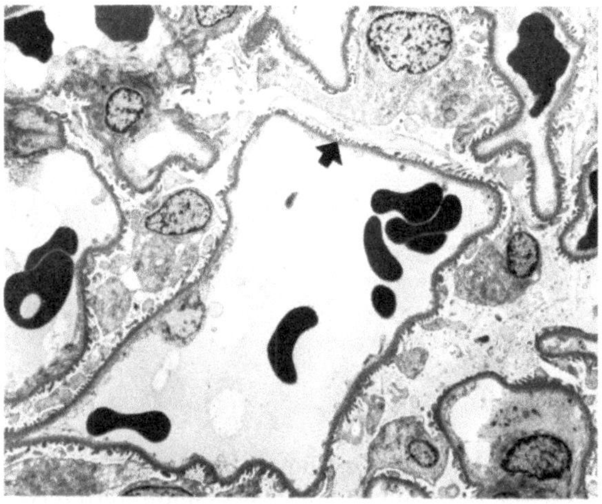

10.5 Glomeruläre Kapillarschlingen bei insulinpflichtigem juvenilem Diabetiker nach zweijähriger Krankheitsdauer. Keine Basalmembranverdickung (Pfeil). Beachte erweiterte Kapillarschlingen, die die erhöhte glomeruläre Filtrationsrate im frühen Stadium des Diabetes ermöglichen. *(Elektronenmikroskop × 1000)*

10.6

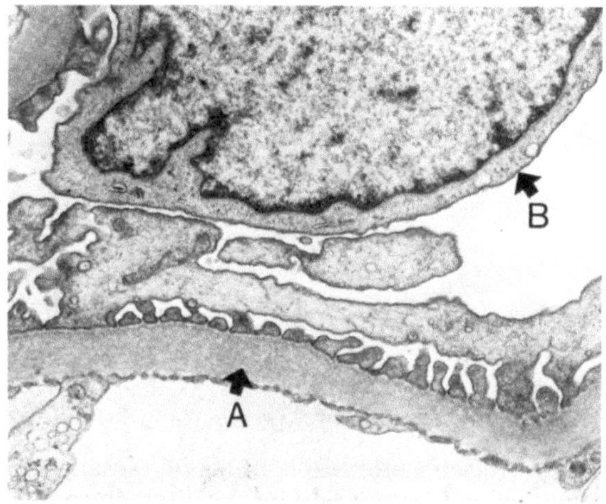

10.6 Basalmembranverdickung der glomerulären Kapillaren. Bioptisches Präparat eines seit 15 Jahren insulinpflichtigen Diabetikers mit der charakteristischen homogenen Vermehrung der Basalmembranglykoproteine (A). Im Gegensatz zu nicht-diabetischen Glomerulosklerosen sind Epithel (B) und Podozytenfortsätze gut erhalten. *(Elektronenmikroskop × 10 000)*

10.7

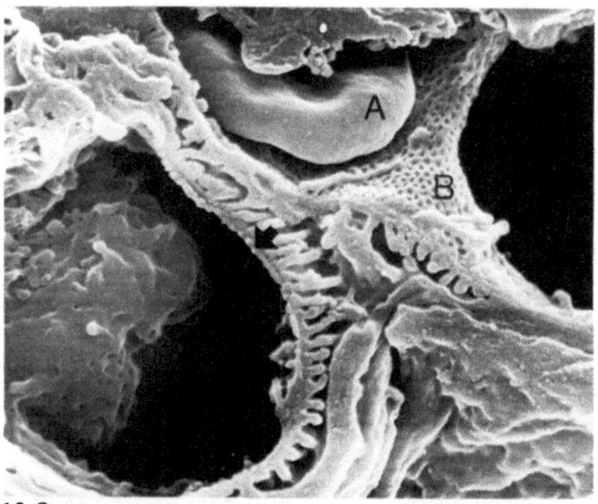

10.7 Nicht-diabetischer Rattenglomerulus mit dünner Basalmembran (Pfeil), Erythrozyt (A) in der Kapillarschlinge und Poren im Endothel (B). *(Rasterelektronenmikroskop × 5000)*

10.8

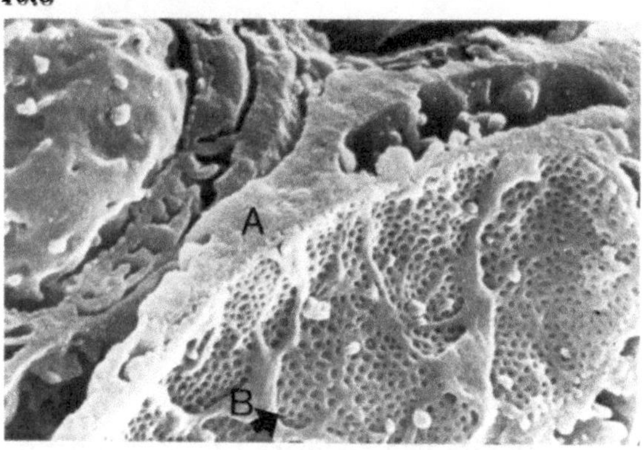

10.8 Diabetischer Rattenglomerulus mit verdickter Basalmembran (A) und Poren (B) im Endothel. *(Rasterelektronenmikroskop × 5000)*

10.9

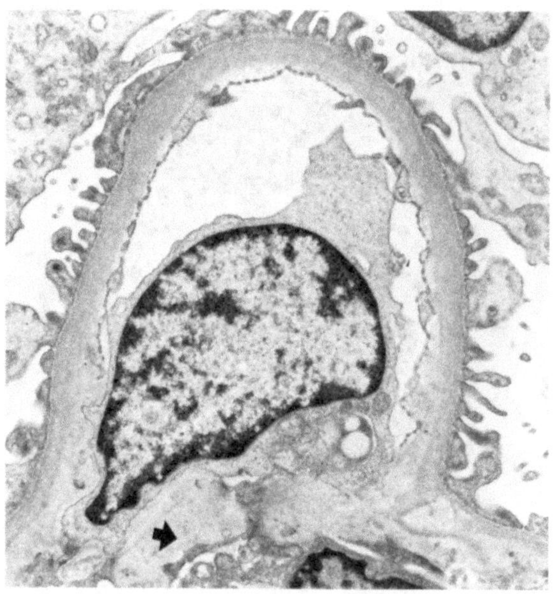

10.9 Glomeruläre Kapillarschlinge des Patienten von **10.6** mit Basalmembranverdickung und Anhäufung von Basalmembranmaterial im Mesangium (Pfeil) *(× 8000)*

10.10

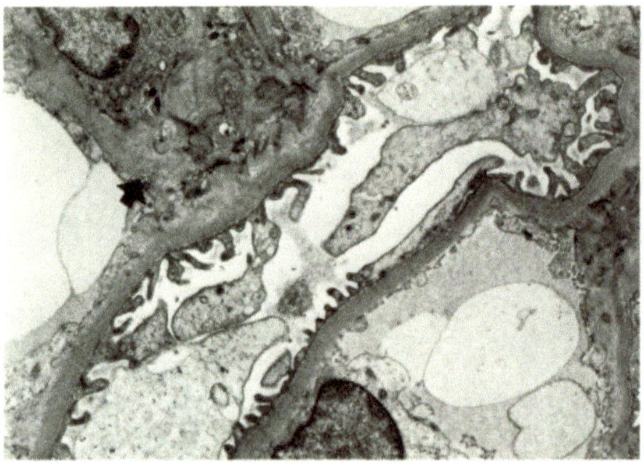

10.10 Basalmembrananhäufung im Mesangium (Pfeil) und Überwucherung der Mesangiozyten bei dem Patienten von **10.6.** *(× 5000)*

10.11

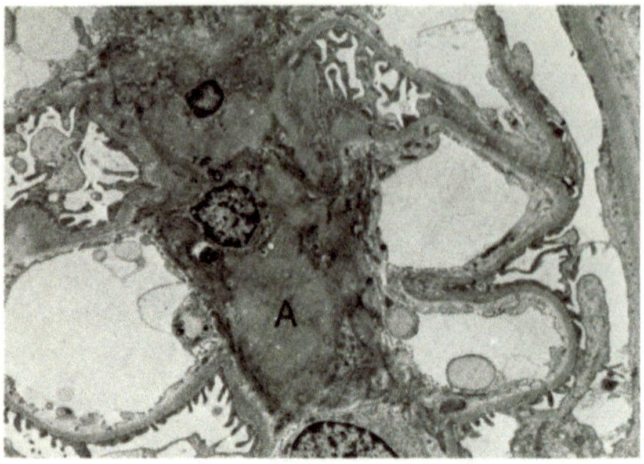

10.11 Glomerulusschlinge des Patienten von **10.6** mit Verdrängung des Mesangium durch Basalmembranmaterial (A) – der erste Schritt zum Kimmelstiel-Wilson-Knoten. *(× 2000)*

10.12

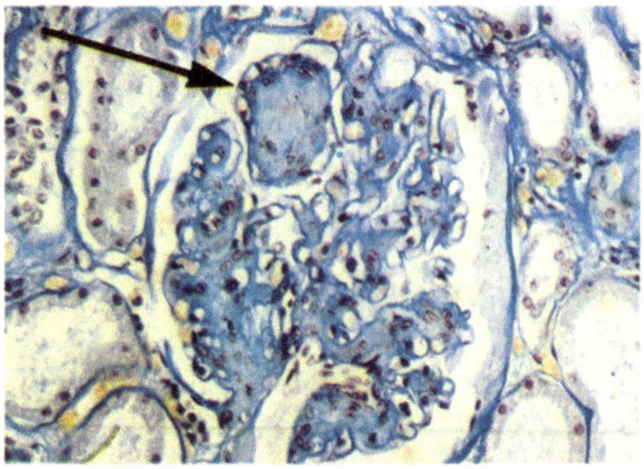

10.12 Diffuse Glomerulosklerose und beginnende Knotenbildung (Kimmelstiel-Wilson) (Pfeil). Lichtmikroskop. *(MSB × 250)*

10.13

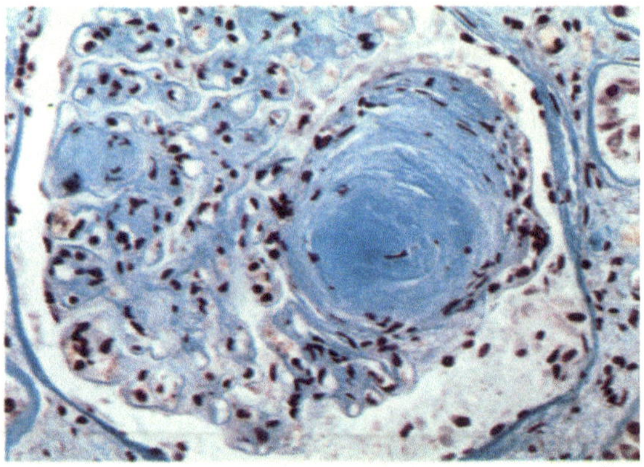

10.13 Kimmelstiel-Wilson-Knoten. Autoptisches Glomeruluspräparat eines langjährigen Diabetikers mit charakteristischen großen, azellulären, peripheren Knoten und diffuser Glomerulosklerose. *(MSB × 250)*

10.14

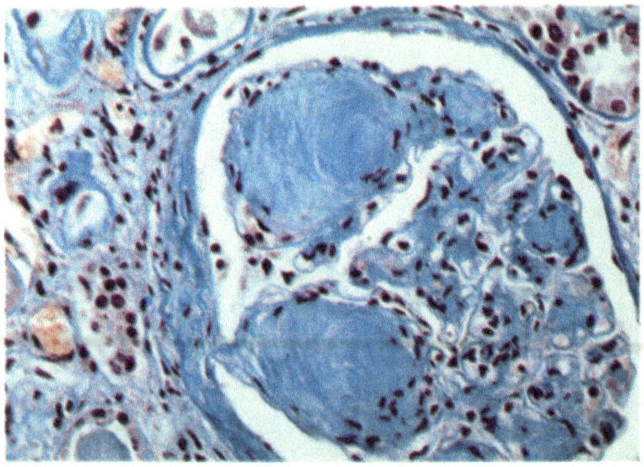

10.14 Zahlreiche Kimmelstiel-Wilson-Knoten in einem anderen Glomerulus desselben Patienten (**10.13**). Solch ein Befund erlaubt dem Pathologen, bei nicht erkannten Diabetikern die Erkrankung zu diagnostizieren. *(MSB × 250)*

10.15

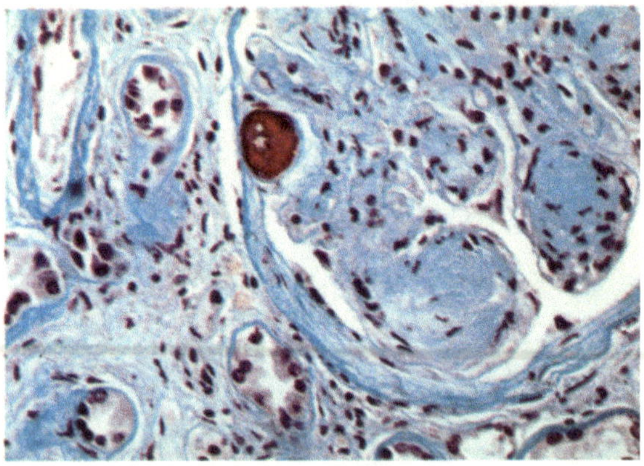

10.15 Diffuse und noduläre Glomerulosklerose mit kleinen rotgefärbten Fibrinablagerungen – exsudative Glomerulosklerose, Patient von **10.13.** *(MSB × 250)*

10.16

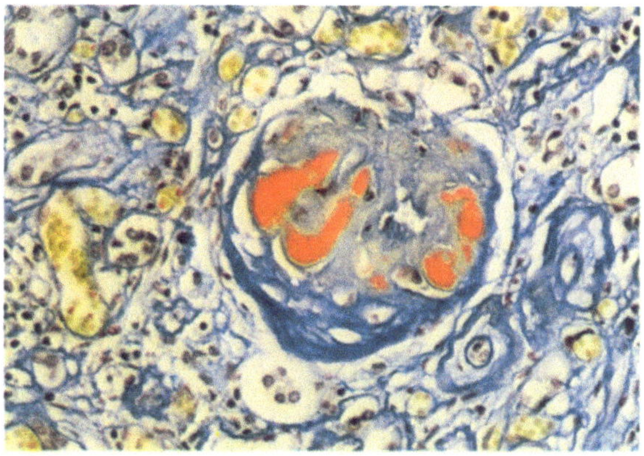

10.16 Exsudative Glomerulosklerose. Zahlreiche rotgefärbte Fibrinablagerungen, die auch bei nicht-diabetischen glomerulären Veränderungen auftreten. Langjähriger Diabetiker, der an Nierenversagen starb. *(MSB × 200)*

10.17

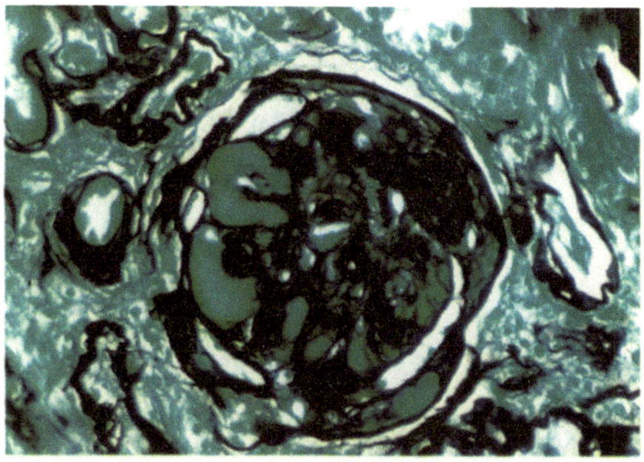

10.17 Glomerulus des Patienten von **10.6** mit ausgedehntem dunkel gefärbtem Basalmembranmaterial. Typisch für Diabetes. *(Silberimprägnation × 200)*

10.18

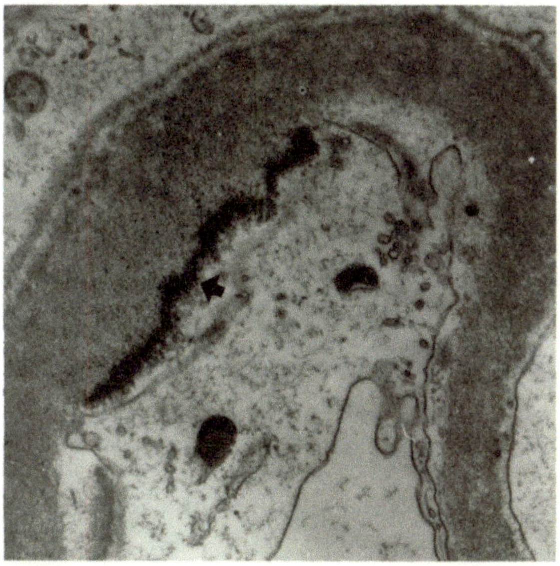

10.18 Streifen fibrinartiger Makromoleküle entlang der kapillären Basalmembran bei Patienten ohne nachweisbare Fibrinablagerung bei MSB-Färbung. Wahrscheinlich wird Fibrin aufgrund der veränderten glomerulären Permeabilität schon früh angehäuft. *(Elektronenmikroskop × 20 000)*

10.19

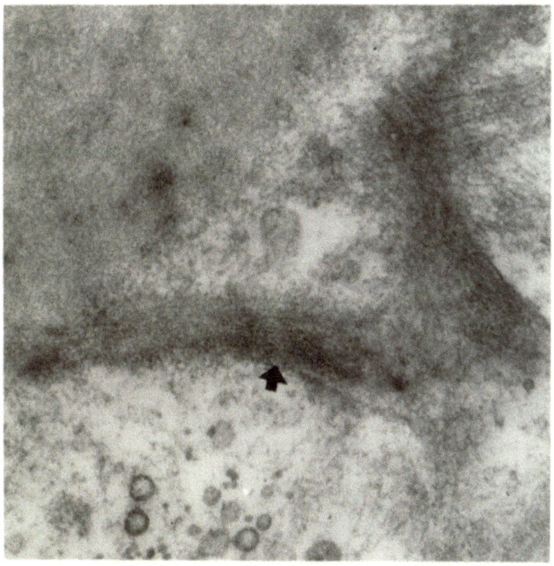

10.19 Bündel früh abgelagerten Fibrins entlang der kapillären Basalmembran. *(Elektronenmikroskop × 40 000)*

10.20

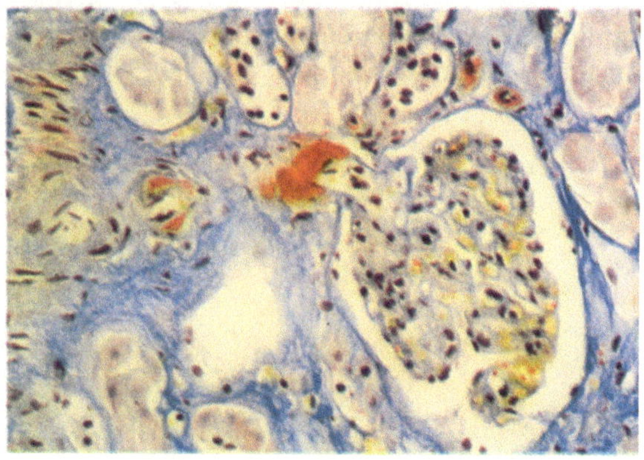

10.20 Veränderungen der Arteriolen bei Diabetes. Rotgefärbte Fibrinablagerung an afferenter Arteriole, ähnlich wie bei Hypertonikern. Ein häufiger Befund bei normotonen Diabetikern, bei denen meist sowohl afferente als auch efferente Arteriolen sklerosieren. *(MSB × 150)*

10.21

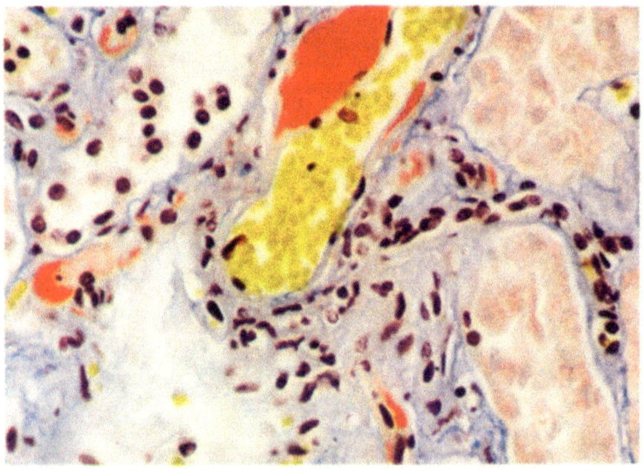

10.21 Veränderungen der Arteriolen. Rotgefärbtes Fibrin in der Gefäßwand und gelbgefärbte Erythrozyten. *(MSB × 400)*

10.22

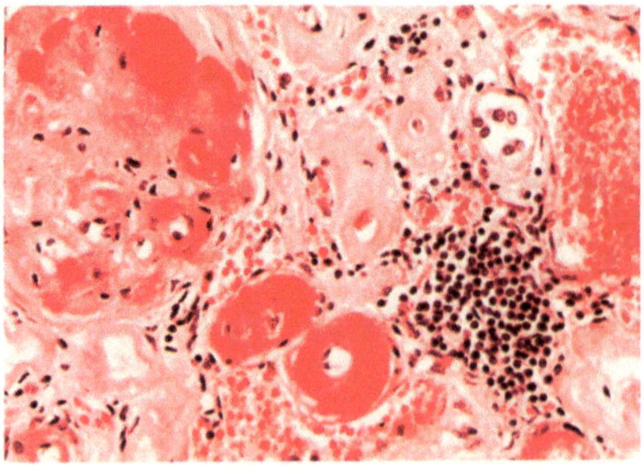

10.22 Afferente und efferente Arteriosklerose und Glomerulosklerose. H. E.-Färbung, daher keine Unterscheidung von Fibrin und hyalinem Material. *(× 200)*

10.23

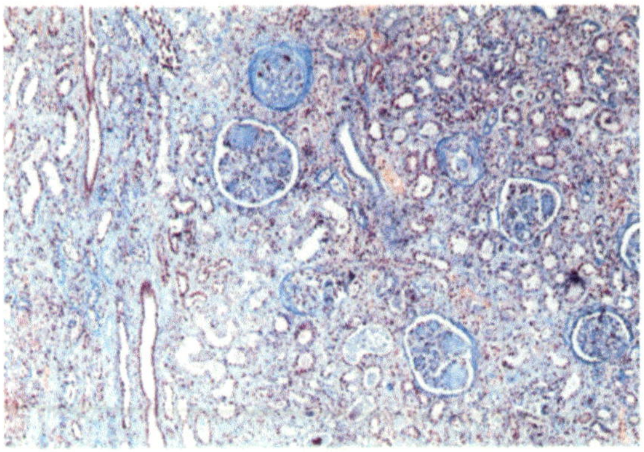

10.23 Schwache Vergrößerung verschiedener glomerulärer Veränderungen infolge Ischämie und Lymphozyteninfiltration im Interstitium. Ischämie und chronische Pyelonephritis sind histologisch schwer zu unterscheiden. *(MSB × 50)*

10.24

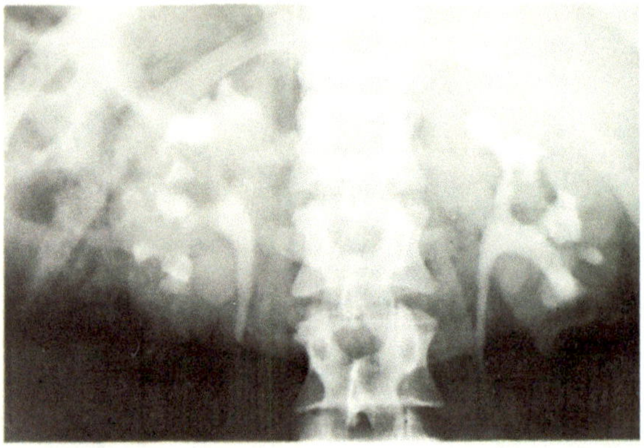

10.24 Chronische Pyelonephritis. Ausscheidungsurogramm eines 45jährigen Diabetikers mit beidseitiger Verklumpung der Nierenkelche und grobem Verlust der Rindensubstanz.

10.25 Autopsiebefund bei chronischer Pyelonephritis. Beachte unregelmäßige Rindenstruktur und Hydronephrose.

10.25

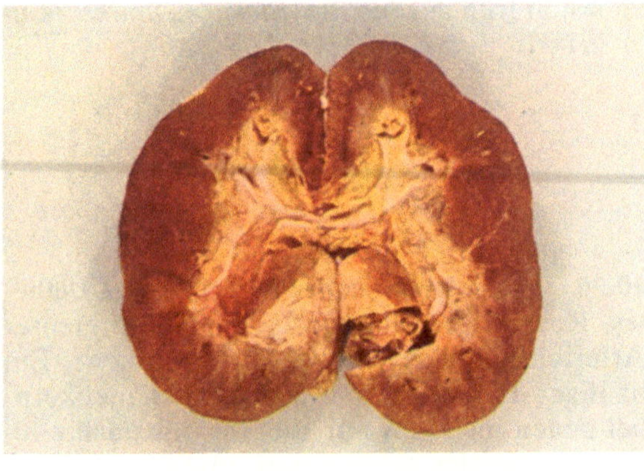

10.26 **Nierentuberkulose.** Das Ausscheidungsurogramm zeigt linksseitige Hydronephrose und Hydroureter bei ausgedehnter Verkalkung der Niere und des Ureters und Ureterdilatation.

10.26

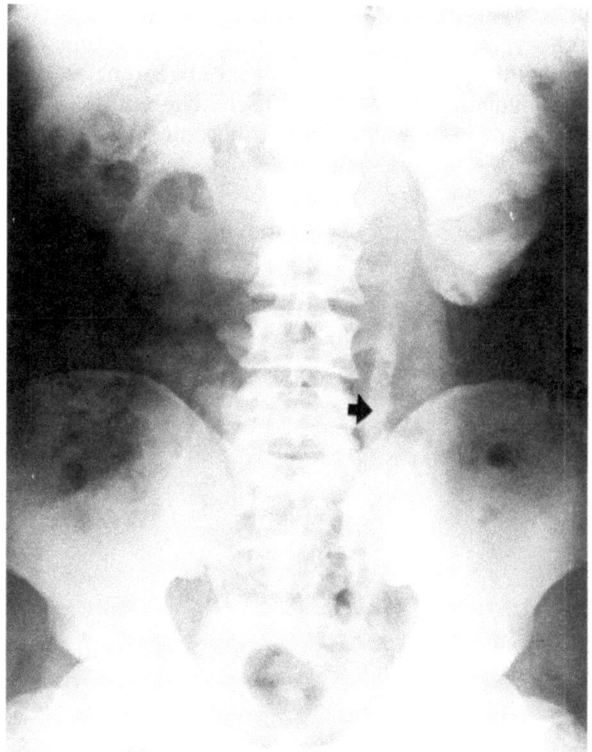

10.27 **Lungentuberkulose** bei Diabetiker, dessen Nierenerkrankung man für tuberkulös hielt. Die Röntgenthoraxaufnahme zeigt eine Kaverne im linken oberen Lappen mit Fibrosierung und Traktion des Hilus. Die Nierenbiopsie zeigte eine diabetische Nierenerkrankung. Aktive Lungen- und Nierentuberkulose treten gewöhnlich nicht zusammen auf.

10.27

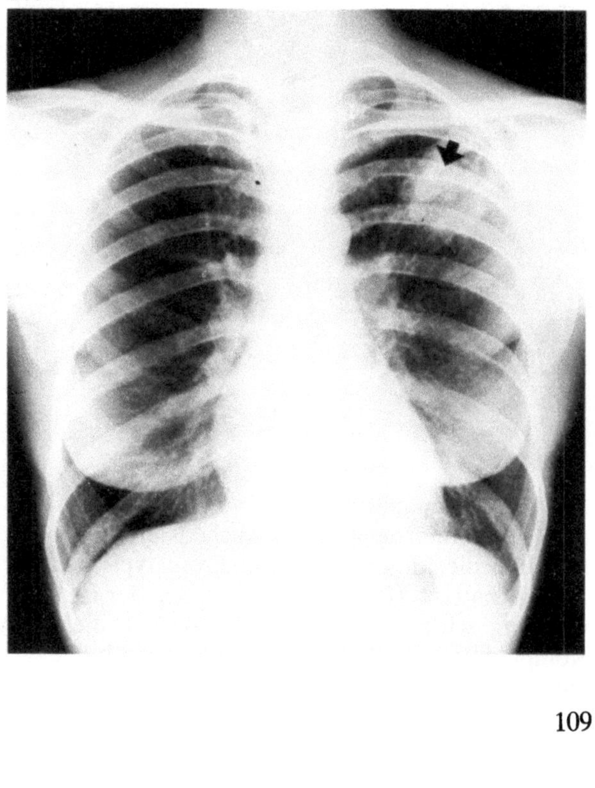

10.28 **Tuberkulom** bei einem Diabetiker. Das Tomogramm zeigt eine münzgroße Verschattung im rechten Mittelfeld mit schlecht abgegrenzten Kalkablagerungen. Die chronische Niereninfektion war in diesem Fall tuberkulösen Ursprungs.

10.28

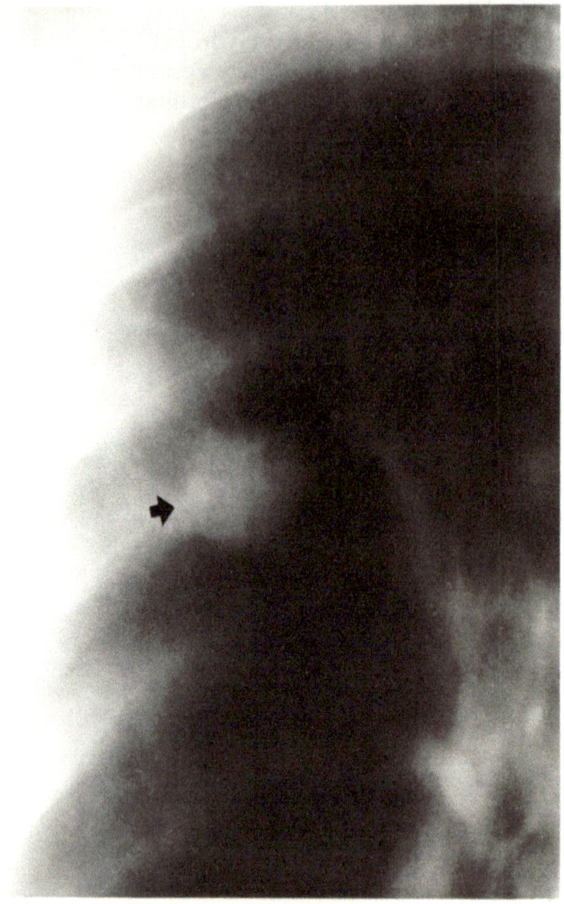

10.29

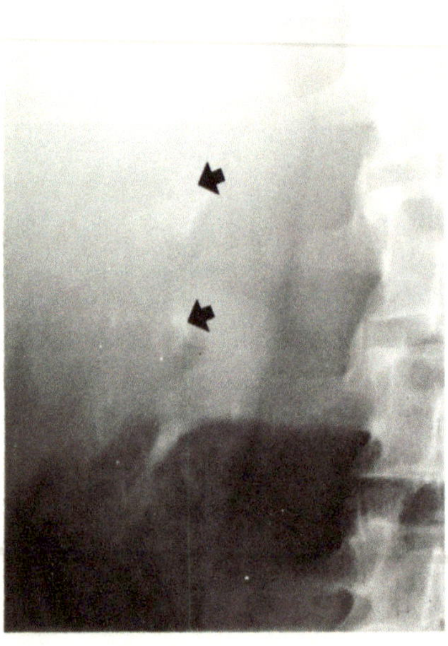

10.29 **Nierenpapillennekrose.** Das Ausscheidungsurogramm zeigt die schwache Nierenfunktion und die für die Papillennekrose typischen „Ringschatten" (Pfeil) der Calices. Seit der Entwicklung wirkungsvoller Antibiotika ist diese Komplikation bei Diabetes selten und tritt heute eher bei Analgetikamißbrauch auf.

10.30

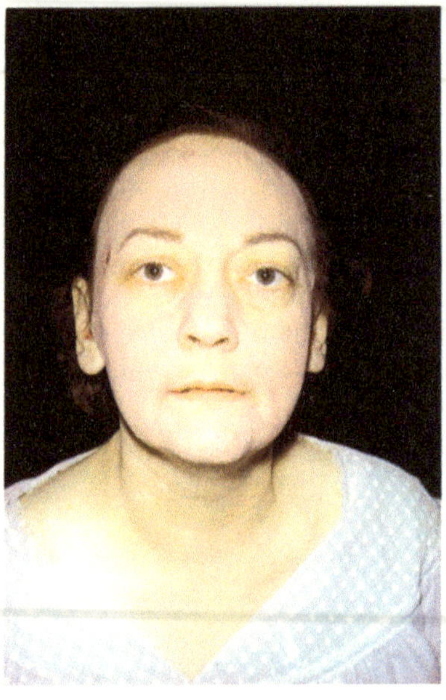

10.30 **Terminale Urämie** bei einer Diabetikerin. Beachte Blässe infolge einer sekundären normochromen und normozytären Anämie. Sie ist vollständig erblindet und hat eine schwere Neuropathie.

10.31

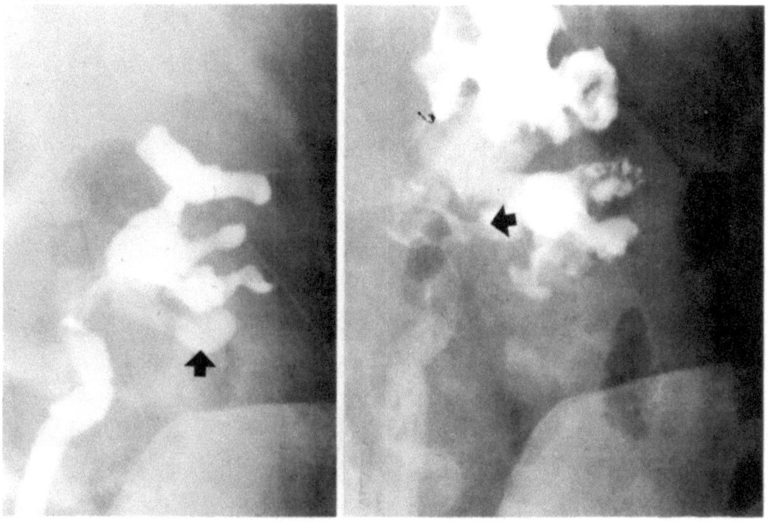

10.31 Nierenpapillennekrose. Links retrogrades Urogramm mit ausgeprägter Verklumpung und Verzerrung der Nierenkelche. Rechts Abschürfung des Kalixgewebes ins Nierenbecken einen Monat später.

10.32

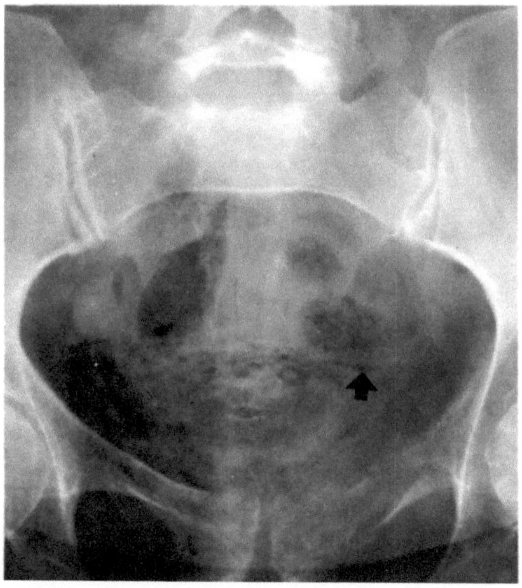

10.32 Emphysematöse Zystitis. Die Röntgen-Leeraufnahme zeigt Gasansammlungen in der Blasenwand. 63jährige Diabetikerin mit schweren klinischen Symptomen einer Blasenentzündung nach Behandlung eines Zervixkarzinoms.

10.33

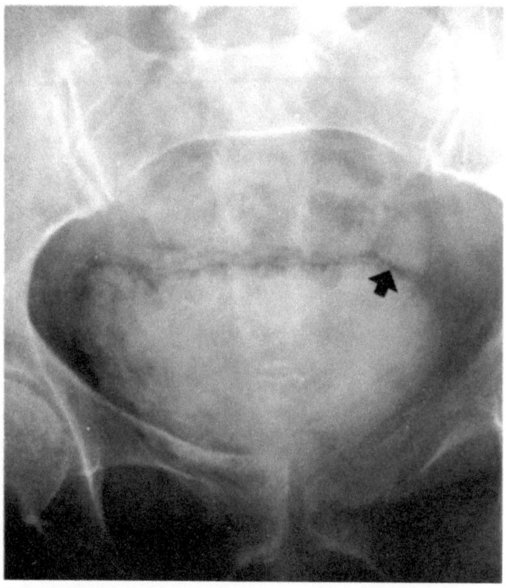

10.33 Ausscheidungsurogramm der Patientin von 10.32. Kontrastdarstellung der Blase, wieder mit Gasansammlung in der unregelmäßigen Blasenwand (Pfeil).

Register

Alle Zahlen sind Seitenzahlen: Die halbfettgedruckten Zahlen beziehen sich auf Abbildungen, die mager gedruckten auf Texte.

Lipmann Kessel · Uta Boundy

Farbatlas Klinische Orthopädie

Übersetzt von Roland Wolff.

19,3 x 26 cm. 174 Seiten. Mit 771, meist farbigen Abbildungen. 1984.
Gebunden DM 128,– ISBN 3 11 009725 7

Das breite Spektrum der Erkrankungen des Stütz- und Bewegungsapparates wird in diesem Farbatlas umfassend dargestellt. Sorgfältig ausgewählte, in bester photographischer Qualität dokumentierte Fallbeispiele verdeutlichen Symptome, diagnostische Besonderheiten und Differentialdiagnose aller häufigen orthopädischen Krankheitsbilder, aber auch seltener Syndrome und systemischer Erkrankungen.

Der Atlas ist daher nicht nur für Orthopäden und Chirurgen ein hervorragendes Arbeitsmittel: Er eignet sich ebenso als **Nachschlagewerk für jeden Arzt in Klinik und Praxis**, aber auch zum systematischen Lernen für **Studenten der Medizin und der Bewegungstherapie.**

W DE G

de Gruyter

Bei Fragen zur Produktsicherheit wenden Sie sich bitte an:
If you have any questions regarding product safety,
please contact:

Walter de Gruyter GmbH
Genthiner Straße 13
10785 Berlin
productsafety@degruyterbrill.com